認知症 I　症状の心理学

高年期認知症と簡易症状表

清水允熙・清水　学　著

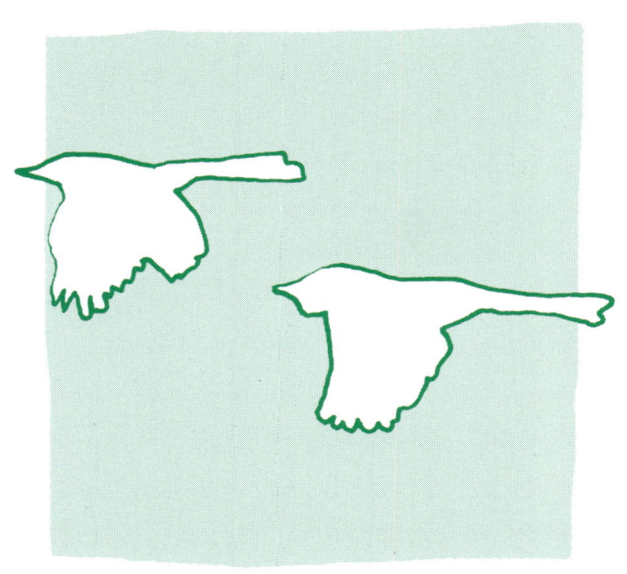

黎明書房

はじめに

　私たちは認知症について知ろうとすればするほど，現在の認知症についての知識がまだまだ不確かなものであることに気がつくでしょう。
　例えば，認知症の状態を『軽度』とか『重度』または『まだ正常です』と言うとき，その判断の「根拠は？」と質問されると，大抵の場合は返事に窮してしまいます。

　私たちは日常の診療行為のなかで，次のような言葉をご家族から聞くことは決して少なくはありません。
　「そんなに進行しているのですか？」
　「掛かりつけの先生が，『認知症に陥っていますよ』と教えて下されば，もっと早くから対応を考えられたのですが……残念です。私たち家族では親を

ひいき目に見てしまうので，親がボケているなんて考えることはできませんでした……」

「私たちは仕事が忙しくて，親の相手をしている時間がないので……。何かあれば掛かりつけの先生が教えてくれると思っていたもので……」などです。

要するに，下記のような仕事に従事している方々は，もう少し『認知症』について理解していてほしいということのようです。

- 診療行為を第一線でなさっていらっしゃる各科の先生方。看護師の方々。
- 薬局の先生方
- 福祉や保健活動に参加していらっしゃる方々。勉強中の学生の皆さん。
- ご自分の両親に，充実した人生を送らせてあげたいと願っていらっしゃる方々。
- ご自分は認知症になることを可能な限り避けたいと考えていらっしゃる方々。
- 弁護士の先生方。
- 子どもたちと勉強をしていらっしゃる学校の先生方。

したがって，このような場合に，上記の皆様に『認知症Ⅰ　症状の心理学』を参考にしていただければと思い，上梓しました。
　この本，つまり『認知症Ⅰ　症状の心理学』では，出現している症状を集め，その症状を１つの基準・根拠により（第１章，第３節参照），その上で，軽度・中度・重度・最重度と分類してあります。

　また，この『認知症Ⅰ　症状の心理学』に続いて，
　　　『認知症Ⅱ　認知症の症例集』
　　　『認知症Ⅲ　心理学的な対応』を
上梓しました。
　これら３冊の目指すことは
　　　『認知症高年者に対しての優しさとは？』
　　　『何をすれば優しいことになるのか？』
の解答を得ることにあります。上記３冊を参考にしていただければ幸いです。

　20年程前から，高年者には『優しくしなさい』と言い続けられてきました。
　しかし，よく考えてみると，『優しくしなさい』

だけでは，何をすれば優しいことになるのかよくわかりません。

乳幼児・児童・少年・青年・中年者・高年者など，それぞれに対応する『優しさ』は異なります。

いろいろな障害のある高年者のために，
- 部屋や衣類を清潔にすること
- 食事や入浴の介助をすること
- 病院などへの通院に協力すること
- 話し相手になること
- 一緒に生活すること

などは，『優しいこと』ではなくて，家族や介護者などにとっては『義務』のレベルの対応なのです。

私たちは上記の幾項目かを実践していれば，『私は高年者に優しいことをしている』『私は親に優しい』と思い込む傾向があります。私たちの『優しさ』をもう一度考え直す必要があるでしょう。

なお，認知症Ⅰ・Ⅱ・Ⅲは保科光俊，佐藤久美子他，御殿場高原病院のケースワーカー諸氏と，
　酒木保先生
　　宇部フロンティア大学　大学院教授

中国　大連大学　客員教授
小山内實先生
　　三重大学教授
寇華勝先生
　　湖北　民族学院　客員教授
　　埼玉医科大学　非常勤講師
　各先生方のご協力を得られたことにより完成できました。心から感謝致します。
　ならびに，黎明書房，齋藤靖広氏にご苦労いただきました。御礼申し上げます。

　　2006年2月11日

　　　　　　　　　　　　　　　　　　　清水允煕
　　　　　　　　　　　　　　　　　　　清水　学

著者紹介

清水允煕
　御殿場高原病院院長
　宇部フロンティア大学　大学院教授
　中国中医研究院　客員教授
　華中科技大学同済医学院　客員教授
　湖北中医学院客員教授
　湖北民族学院客員教授

清水　学
　精神科医
　精神保健指定医
　宇部フロンティア大学　大学院学生

医療法人社団・清陽会　**御殿場高原病院**
〒412-0006　静岡県御殿場市中畑字飯塚1932番地
　　　　　TEL：0550-89-5671　FAX：0550-89-8017
　認知症の治療を専門とする病院です。認知症相談は，毎日午前9時から午後5時まで行っております。ご相談に際しては，相談窓口まで事前にご連絡ください。

目　次

はじめに　1

第1章　高年期の認知症の症状について①…………11

第1節　認知症の症状の定義　12

第2節　認知症の症状の出現する時期，順番の検討　14

　出現順の整理方法　14

第3節　症状を，軽・中・重・最重度と分割する根拠　16

　『時間』と認知症の症状　17

　　『未来』について　17

　　『現在』について　20

　　『過去』について　23

　　まとめ　24

第4節　認知症の症状の性質　27

第5節　高年期認知症の簡易症状表（簡易ＮＳ－Ⅰ表）

　　について　37

レベル Ⅰ（軽度）　38
　　　レベル Ⅰ-1（軽度前期）の症状　38
　　　レベル Ⅰ-2（軽度後期）の症状　40
　　レベル Ⅱ（中度）　42
　　　レベル Ⅱ-1（中度前期）の症状　42
　　　レベル Ⅱ-2（中度後期）の症状　44
　　レベル Ⅲ（重度）　46
　　　レベル Ⅲ-1（重度前期）の症状　46
　　　レベル Ⅲ-2（重度後期）の症状　48
　　レベル Ⅳ　最重度　50
　　　レベル Ⅳ-1（最重度前期）の症状　50
　　　レベル Ⅳ-2（最重度後期）の症状　52
第6節　レベル 0（正常）について　53
　　レベル 0（正常）　55
第7節　認知症の状態の判定について　57
　【その(1)】　57
　【その(2)】　58
　　認知症状態判定表の作り方　60
第8節　付記　65
　　高年期認知症の簡易症状表（簡易ＮＳ-Ⅰ表）のもととなっている高年期認知症の症状表（ＮＳ-Ⅰ表）

第2章　高年期の認知症の症状について②
　　―簡易NS−Ⅰ表，各レベルの症状からの
　　　認知症の状態の心理学的考察―　……………… 99

　　レベル⓪（正常）について　99
　　レベルⅠ（軽度）について　101
　　　レベルⅠ−1（軽度前期）　102
　　　レベルⅠ−2（軽度後期）　103
　　レベルⅡ（中度）について　104
　　　レベルⅡ−1（中度前期）　106
　　　レベルⅡ−2（中度後期）　107
　　レベルⅢ（重度）について　110
　　　レベルⅢ−1（重度前期）　110
　　　レベルⅢ−2（重度後期）　111
　　レベルⅣ（最重度）について　112
　　　レベルⅣ−1（最重度前期）　112
　　　レベルⅣ−2（最重度後期）　113

おわりに　―「認知症と抑うつ」について―　114

　　＊イラスト・伊東美貴

第1章
高年期の認知症の症状について①

　高年期の認知症は，その症状の検討なくしては理解することは困難でしょう。
　症状のない認知症の高年者はいないからです。

　この本では特にこれといった原因疾病もなく，いわゆる高年のための老化現象が原因となり認知症に陥ったと考えられる1200余人の高年者の言動（症状）を，ほぼ25年にわたってまとめてあります。症状は家族・介護者からの報告と私たちの観察結果からまとめ，ほぼ600余項目について検討しました。
　そして，このような症状をできるかぎり要約して，**高年期認知症の簡易症状表（簡易ＮＳ－Ⅰ表）**を作製しました。第5節参照。

第1節　認知症の症状の定義

　ここでいう高年者の『認知症の症状』とは，以下の7項目の条件を満たすものと考えます。

① 　社会・家庭・個人などの日常の生活のなかに，その人が持つ過去の常識的な経験・知識や人となりを欠くような言動があること。
　　つまり，社会の規範・道徳・習慣・信仰などの実践や家庭生活の継続などに，総合的な認知能力の低下が認められること。
　　対人関係のなかに優しさ・配慮などの質と量が低下していること。
② 　①の言動の出現が常識的でない回数になっていること。
③ 　①の言動は数カ月以上にわたり出現し，一時的でないこと。
④ 　①の言動は他の多くの①の言動（認知障害など）

と共に出現していること。
⑤　40歳前後以降，主に高年期になり出現していること。
⑥　精神病並びに合併疾患などによる症状や，せん妄状態による症状でないこと。
⑦　特にここで言う認知症の症状は，以下の1)と2)の場合の症状を除きます。

　1)　体質型
　　　染色体上の特異な遺伝子の存在，遺伝子の変異が出現することにより発病する早発性アルツハイマー病，ピック病など

　2)　疾病随伴型
　　　明らかな脳血管障害型（脳卒中など）エイズ，薬物中毒，クロイツフェルト・ヤコブ氏病などによるもの

これらの条件を満たすことになる具体的な認知症の症状を第5節で示します。

第2節　認知症の症状の出現する時期，順番の検討

収集した認知症の症状を，例えばX・Y・Z各氏の認知症の症状を，出現した時期の順に並べ検討しました。各症状は第1節の認知症の症状の定義に合致したものです。

出現順の整理方法

同一性質を持つ症状（A・B・C・D・E・F・H）が，次のような順で，現れたとします。

　　X氏の症状出現順　　A－C－D－F－H
　　Y氏の症状出現順　　B－C－E－F－H
　　Z氏の症状出現順　　A－B－D－E－H

この3名の症状の出現順を整理すると，
A－B－C－D－E－F－Hとなります。

このようにしてNS−Ⅰ　認知症の症状表を作製しました。

　そしてこれらの症状を取捨選択し，第5節の**高年期認知症の簡易症状表（簡易NS−Ⅰ表）**としてまとめました。

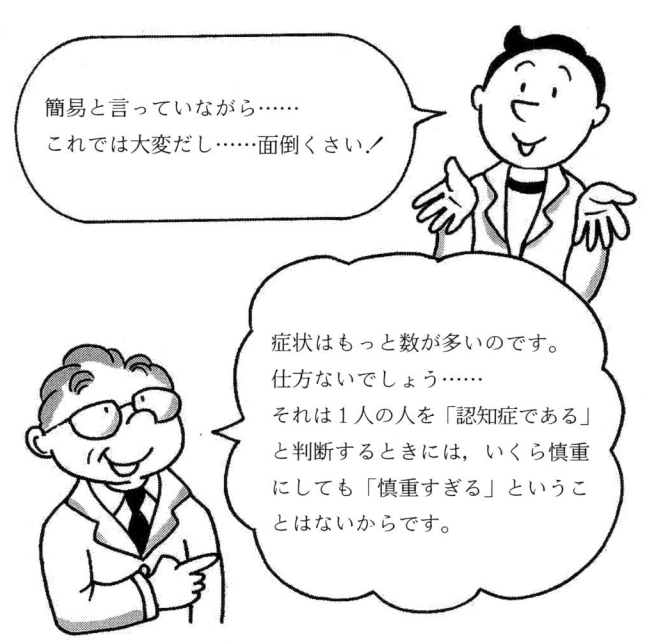

第3節　症状を，軽・中・重・最重度と分割する根拠

　私たちは何の目標・計画を持たず，無意欲・無為・孤独などによる変化のない単調な日常生活を続けていては，『何かに問題がある』と判断されるようになっても仕方ないでしょう。
　なぜならそのような人たちは『変化のない時間』のなかで，生活をしているのと同じだからです。
　ところで『時間』＝『変化』とも表現することが可能です。『時間』とは『変化』をはかる単位だからです。
　したがって『変化のない時間』とは『時間のない時間』，または『変化のない変化』と表現され，このような状態は，少なくともこの地球上の私たちの生活のなかにはありません。また，これら表現の意味する内容に近い生活では，生命や知性を健全な状態で維持することは不可能でしょう。
　したがって，高年期の認知症のレベルの判定には，

高年者の思考・行動のなかに『時間』がどのようなかたちで存在しているかの，検討が必要となるでしょう。

　私たちは認知症の症状の程度を判断する根拠を，『時間』に求めてみました。つまり，『行動』のなかの，生命力と知的能力の向上・維持に矛盾する症状と，その程度を検討し判断基準としました。

『時間』と認知症の症状

　ここでは『時間』を理解しやすくするため，『未来』『現在』『過去』に分割して検討しました。

『未来』について

　私たちの行動を管理する思考のなかには，現状を改善したり，納得したりするために，具体的な

> 『目標・予定・計画・約束・期待・願い・祈り・志・希望・夢など』（以下『目標〜夢』と略す）

が必要です。（このような『目標～夢』が実現することを『自己実現』といいます。）

この『目標～夢』は創出時点から見れば，その結果としての実現は『未来』に属するものです。

したがって，『目標～夢』があるということはその人の思考のなかに『未来』が存在するということになります。

認知症に陥ると，この『未来』が思考のなかから消失していきます。

『目標～夢』に気付く能力の低下や創出する能力の低下が記銘力の低下と共に出現するのが簡易ＮＳ－Ⅰ表のレベル Ⅰ または 軽度の時期 です。

言い方をかえれば，この『未来』を失った生活状態から，その人の認知症の程度をうかがうことができます。

『目標～夢』を失いつつあるレベル Ⅰ での行動は，「あの人はどうかしている」と思われるような，行き当たりばったりか，途中でやめて終わりがない行為，これからの対人関係をギクシャクさせてしまうような行為を出現させます。

『未来』を失ったときの症状例を挙げてみましょ

う。その行為の結果が、その後の対人関係にどのような影響を及ぼすか考えることをしていません。

- 自分のミスで家族を責めたり、家族のせいにしがちになる。
- 礼儀・配慮が家族に対して欠けるようになる。
- 水道やガスの栓の閉め忘れ。
- 着替えをしなくなる。汚れた衣類を着ている。
- 清潔、衛生観念などがなくなってくる。

などです。いらだち・戸惑い・礼儀への無頓着などを示す症状が出現してきます。

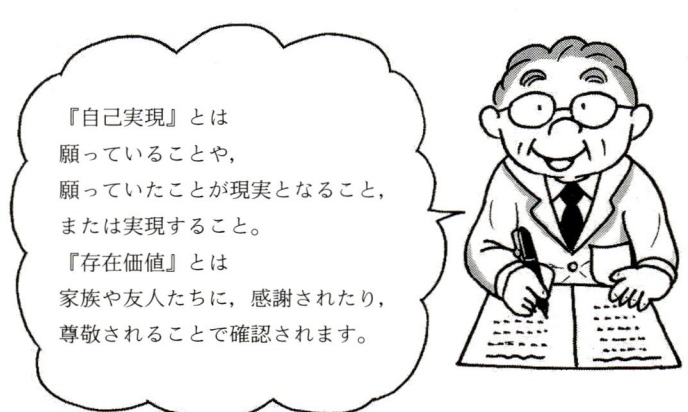

『自己実現』とは
願っていることや、
願っていたことが現実となること、
または実現すること。
『存在価値』とは
家族や友人たちに、感謝されたり、
尊敬されることで確認されます。

『現在』について

　私たちは現状改善のための『自己実現』や『存在価値』の獲得のため，つまり，願っていたり期待しているような

> 　『未来』の創出と，その『未来』実現のために，『努力・我慢とその継続，持ち合わせている知識・経験の応用と反復，また健康を維持するための休息・睡眠・食事摂取・清潔衛生への配慮・対人関係への配慮など』

が『現在』に必要となります。
　したがって，このような『努力・我慢・継続・知識・経験の応用と反復・健康維持への配慮など』の行為があることで，その人の思考のなかに『現在』が存在することがわかります。
　つまり『自己実現』・『存在価値』や『健康』にこだわる『現在』の行為が適切さを失ったり，消失し始める時期がレベルⅡまたは中度の時期となっています。

しかし，『現在』が消失し始める時期には，既に『未来』が消失している場合がほとんどです。『未来』の消失が原因となって『現在』が消失するのでしょう。

　したがって認知症が軽・中度の高年者は『未来（目標〜夢）』を他から提供されなければ悪化の一途をたどります。

　実際，認知症の高年者の場合，『現在』の存在は，ほとんどが他の人たちから提供された『未来（目標〜夢）』によっています。多くの場合，
　　『こうしなさい』
　　『あれをしなさい』
　　『それはダメでしょう』
　　『まだしてないのですか』
　　『ボケても知りませんよ』
など，不運なことに『注意・命令・叱責』などによっていますが……。

　いま現在からの『未来』を創出することのできな

くなった高年者のなかには,『昔の目標〜夢』を,『現在の目標〜夢』に置き換えて行動することがあります。

　『現在』を失ったときの症状例（努力・忍耐・継続・健康維持などを失ったときの症状）を挙げてみましょう。

- 夜中でも不満などを訴える。電話をする。相手の都合を考えない。
- 幸福そうな人，楽しそうな人に攻撃的な態度をとる。
- 家にいるのに「家に電話をしてほしい」「家へ帰る」などと言う。
- 入浴を嫌がる。すすめてもかたくなに拒否する。
- 興奮しやすい。暴力行為がある。
- 「嫁がお金を盗った」と言う。
- 同じことにこだわって，繰り返しの行動がある

などです。

『過去』について

　『過去』は，『未来』と『現在』を存在させるための

> 　『人生で得た知識・経験と思考形態・感情』の存在

で示されます。
　これらが存在することで，その人の思考のなかに『過去』が存在することがわかります。
　したがって，これら『知識・経験』と，『知識・経験の応用と思考形態・感情』の消失が著しくなる時期を**簡易ＮＳ－Ⅰ表のレベル Ⅲ** または 重度の時期 としてあります。
　『過去（知識・経験と適切な感情の持ち方など）』を失ったときの症状例を挙げてみましょう。

・家へ帰れなくなる。
・トイレの場所がわからない。
・入浴の仕方，洗い方がわからない。

- 他人の物と自分の物の区別がつかない。
- 自分の子供をわからない。
- 危険を理解できない。高い所から飛び降りる。
- 楽しさや美しさを見つけ出せなくなっている。

などです。

まとめ

　前述の『未来』『現在』『過去』の関係と症状の経過は，認知症においては以下のように表現することができるでしょう。

> 　『未来（目標・予定・計画・約束・期待・願い・祈り・志・希望・夢など）』が消失すると『現在（努力・我慢・継続，知識・経験の応用と反復，清潔・健康への配慮）』が消失し，消失した『現在』は『過去（知識・経験と思考・感情）』を消失させる。
> 　または『未来』を失うと認知症軽度
> 　　　　『現在』を失うと認知症中度
> 　　　　『過去』を失うと認知症重度で，
> 　　　　　　　　やがて『自分』を失う。

以上の経過には,高年期認知症の性質としての『普遍性』が認められます。
　また,『未来』の消失の始まりは,その人のそれまでの人生での考え方や感情の持ち方により出現時期が左右されます。
　つまり『乳幼児期・少年期に考え方や感情の持ち方を,どのように育てられたか。
　青年期以降では自分で自分をどのように育てたか』という**生活史に左右される**のです。

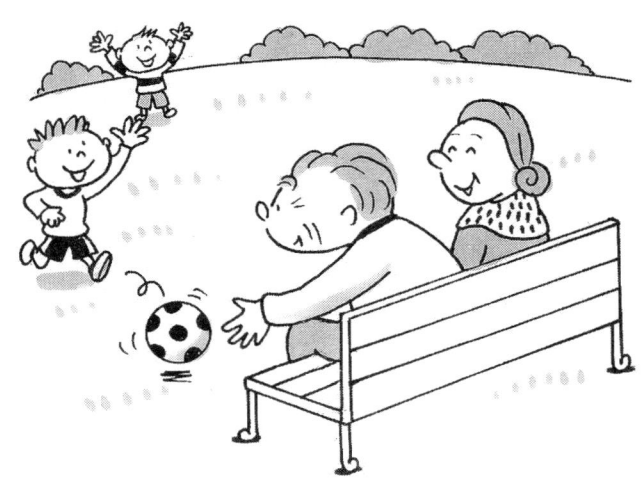

『未来・現在・過去』についてのまとめ

『未来』とは
　目標・予定・計画・約束・期待・願い・祈り・志・希望・夢など，将来に結果が属する行為で示されます。

『現在』とは
　未来の創出と，その未来の実現のための
○努力・我慢とその継続，持ち合わせている知識・経験の応用と反復。
○健康を維持するための，休息・睡眠・食事摂取・清潔衛生などへの配慮。
○参加と協力を継続するため，対人関係への配慮。
などで構成されています。

『過去』とは
　人生で得た知識・経験と思考形態・感情の存在で示されます。

第4節　認知症の症状の性質

　認知症症状の配列・整理に際し，認知症症状には下記のような性質が認められました。

①　認知症の症状には出現する時期・順番があること。

②　出現時期によるグループ，または認知症のレベル（認知症の状態）を作成することができること。

③　ある基準をもって，出現時期順に全体を4グループに分割することができること。
　　したがって，それらの症状を要約して，次節の**簡易NS-Ⅰ表**を作製しました。

④　グループは出現順にそれぞれ，レベル Ⅰ ，レベル Ⅱ ，レベル Ⅲ ，レベル Ⅳ と分類できること。

認知症の状態は，レベルⅠ→レベルⅡ→レベルⅢ→レベルⅣの順で重篤となること。

⑤　各レベルは症状群の性質から，さらに前期と後期に細分できること。
　　レベルⅠ→レベルⅠ－1＋レベルⅠ－2
　　レベルⅡ→レベルⅡ－1＋レベルⅡ－2
　　レベルⅢ→レベルⅢ－1＋レベルⅢ－2
　　レベルⅣ→レベルⅣ－1＋レベルⅣ－2
としてあります。

⑥　高年化に伴う普遍的な脳機能の低下による症状をレベル0（正常）として加えることができること。

⑦　出現する症状の数がそのグループ内で少ないとき（症状の数が10項目以下）はその症状が属するレベル（状態）であるとは認め難いでしょう。11項目以上の該当があれば，そのグループ（レベル）の認知症の状態にあると考えられます。

> **参考**
>
> 　該当項が11項目以上の場合の，そのレベルの認知症である確率は，約85％（150症例の129例）。
>
> 　該当項が10〜8項目の場合の確率は，約60％（100症例の58例）。

注）　明らかに資料ミスと考えられる症状例は除いてあります。

⑧　同一グループ内での症状の出現は各人各様で，個人により特殊性があります。

　これは『老化』に加え，その人の『生活史』の違いにより，脳機能の低下・喪失の原因となっている脳の生化学的変性（例えば，個体の老化に伴うβアミロイド蛋白・レビー小体などの出現による神経細胞や神経原線維などの変性）脳動静脈硬化などが，人により多少異なった部位から始まり，ある程度の限局性または特殊性を有しながら進行していることによると考えられます。

　しかし，やがて最重度には皆が似たような症状を示すようになってしまうのは，時間の経過とと

もに，その変性がビマン性に広がっていくという老化に伴う脳器質の普遍的な性質によるものと考えられます。

⑨　ある時期に出現した症状が，その後長く続いて出現する場合があります。例えば，口癖になって，訴えが繰り返される場合などです。

⑩　心理的問題を持つ症状があります。このような症状は，家族・介護者・看護者などの対応により，高年者の症状に変化が出現します。**改善・変化（進行）なし・悪化などの異なった経過を示します。**

　この現象は，**もし適切な対応が，認知症に陥る以前に適用されていたのなら，高年者のなかには認知症に陥ることを，ある程度は回避できていた，**と考えることができることを示しています。

　また，この⑩の現象は，認知症の進行とともに変化する，次の3項目が関連することがわかります。

⑪　認知症高年者の認知能力の成立要因

1) **記憶・記銘能力**

　　経験・知識の蓄積（判断の資料となる）。

2) **状況に応じての選択・応用・組み合わせと創造などの能力**

　　蓄積された経験・知識（資料）の状況に応じた取捨選択・資料の応用・組み合わせなどの能力。

3) **感情・思考形態・衝動などの存在とコントロールする能力**

　　満足・不満足・好意・悪意・頑固・我がまま・利己的・積極性・消極性・無関心・無意欲などや，あるいは自分自身の向上と改善への努力と，その継続への決意。神に祝福されていることへの感謝と他人への配慮に満たされた考え方や達観・悟りなどにより影響された感情（衝動や考え方）が，経験・知識の取捨選択・応用などに影響を与える。

したがって，「トシだからボケても仕方ない」と考

えられている認知症の症状は，次の❶，❷，❸の組み合わせにより構成されていることがわかります。

❶　経験・知識の減少と欠如（もの忘れ）
❷　残されている経験・知識の取捨選択のミス，応用と創造のミス
❸

❸-1
　　感情・衝動の偏りにより，偏見・憎悪・自己中心・頑固・絶望感などについての抑制がきかず，判断資料の選択にさらなる不適切さを生じさせる。
　　また，このような場合は，病識というよりは，『同情をかうような』『言い訳がましい』『投げやりな』などの雰囲気のある『私はボケているから』という言葉が語られる症状となります。

❸-2
　　感情や衝動が理性でコントロールされ，適切な考え方で，穏やかで感謝に満ちた考え方をしてきた高年者の場合は，❶と❷にニコヤカさ・周囲の人たちに迷惑をかけまいとする配慮・優しさがあります。そして遠慮がちな『私はボケているので』

という言葉が語られる病識症状となります。

⑫　認知症症状の原因は，その人の『生活史』によるという点で『特殊性』をもつ症状ということになります。

　前記，❶と❷による症状は誰にでも出現する『普遍性』をもつ症状です。❸-1が加わっていないので，攻撃性や孤立性，猜疑心などがない症状です。

```
── 症状例 ──
・水道やガス栓の閉め忘れが多くなった。
・代金を支払ったことを忘れ，もう一度払おうとする。
・同じ物を買ってきてしまう。
・衣服をきちんと着ることができなくなる。
・帰宅できなくなる。道順を忘れる。
・家族の顔を忘れる。
```

❶と❷と❸-1による症状は，人により出現したりしなかったりする『特殊性』をもつ症状です。

攻撃的で暴言・暴力行為などを伴うことが多い症状でもあります。

---- 症状例 ----
- 「死にたい」と言う。
- 「盗られる」と言って大金を持ち歩く。
- ティッシュペーパーやゴミなどを集める。
- 「ここは自分の家ではない」と言う。
- 荷造りしたり，解いたりを繰り返す。
- 亡くなっている筈の人が「きている」と言う。

　❶と❷と❸-2による症状は，極めて少ない数の人に出現します。**常にニコニコして，まわりの人に迷惑をかけないように気をつかっています。**

　このような人は，学歴や社会的地位の有無には関係ありません。

　穏やかな考え方をしてきた人，神に感謝することを続けてきた人たちの症状です。

簡易ＮＳ－Ⅰ表では，
　❶＋❷の症状はＡ群
　❶＋❷＋❸の症状はＢ群
として，分けて掲載してあります。

⑬　各レベルについては，A群とB群の症状は，ほぼ同時期に出現している症状が記載されています。
　例えばレベル $\boxed{\text{I}}$ 前期のA群の症状とレベル $\boxed{\text{II}}$ 後期のB群の症状が，同時期に出現することは原則的にはありません。

⑭　認知症高年者の脳内寄生虫（イメージ）

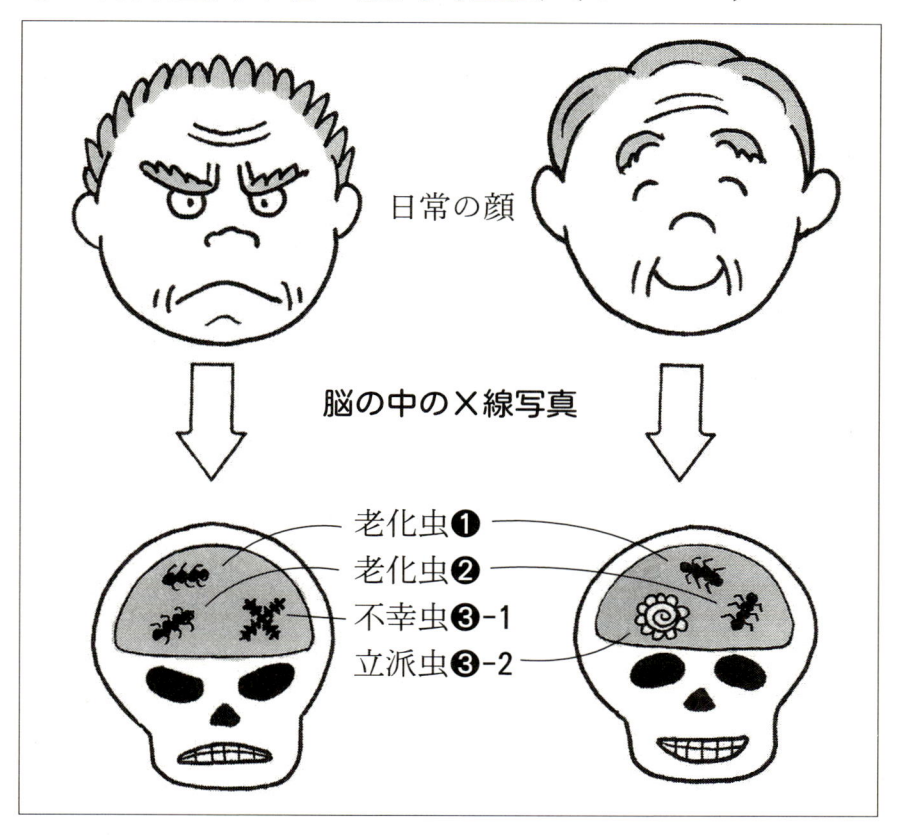

日常の顔

脳の中のＸ線写真

老化虫❶
老化虫❷
不幸虫❸-1
立派虫❸-2

第1章　高年期の認知症の症状について①

虫の特性 ｛ 老化虫❶　→別名（忘れ虫）
　　　　　 老化虫❷　→別名（資料の選択・応用障害虫）
　　　　　 不幸虫❸-1→別名（我まま・傲慢・悪意虫）
　　　　　 立派虫❸-2→別名（感謝・努力・尊敬虫）

⑮　Ａ群とＢ群の症状は，ほぼ同時期に出現するＡ群の症状がＢ群の症状を伴わない場合があります。しかし，Ｂ群の症状がＡ群の症状を伴わないで出現する場合は，認知症ではなく，他の疾病または精神的に異常な状態であるときです。

第5節　高年期認知症の簡易症状表　（簡易NS−Ⅰ表）について

　これまで述べてきた方法により，具体的な認知症の症状を，出現時期と症状の性質ごとに検討し，整理したものが，次頁からの，**高年期認知症の簡易症状表（簡易NS−Ⅰ表）**です。

　簡易NS−Ⅰ表を使った，認知症の状態の判定方法は，第7節で説明します。

　また，**簡易NS−Ⅰ表**の各レベルについては，第2章で考察を付け加えてあります。

レベル Ⅰ （軽度）

レベル Ⅰ－1 （軽度前期）の症状

A群	もの忘れにより，他人にも迷惑がかかるようになってきた。
	最近の出来事を覚えていられなくなってきた。
	これからすることの準備ができなくなってきた。
	水道やガス栓の閉め忘れ。鍋をこがす。タバコの火の不始末などが多くなってきた。
	用事を済ませているのを忘れて，もう一度しようとして外出する。
	代金を支払ったのに，もう一度支払いをしようとする。
	集金してあることを忘れ，同じ家に何回も集金に行く。
	外出すると同じ物を買ってきてしまう。
	子供が「会いに行くよ」と約束すると，「いつくるの？」と何度でも電話で聞く。
	調味料を入れたのを忘れて，もう一度加えようとする（量は正しい）。
	以前は調理をきちんと行っていたが，出来合いのオカズを買ってくることが多くなった。
	各種の通帳をなくし，何度も再発行してもらうようになる。
	電話番がうまくできなくなる。伝言を忘れるようになる。

A群		約束の時間・場所などに間違いが多くなる。
		通帳などの暗証番号を全く覚えていない。
		老人会等の役ができなくなる。会員とのトラブルを起こす。
		協力・分業の責任を果たせなくなる。
		病院に入院している理由がわからないときがある。「家へ帰る」と言う。
		何でもメモをする。メモを頼りに行動する。
		化粧を上手にできなくなる。美しくバランスよくできなくなった。
		外出の目的を忘れ、帰宅するときは予定になかった物を買ってくる。
		知っているはずの人の名前を思い出せない。
		2つの用事を頼むと、1つを忘れる。孫の送迎と買い物を頼むと買い物を忘れる。
		家族から注意・命令・叱責・愚痴・嫌味などを言われるようになってきた。
B群		目的をもたない生活・計画のない行動の日々が続いている。
		自分の間違いを認めようとしない。怒る。
		外出時に隣近所の人とトラブルが多くなる。不愉快そうな顔で帰ってくる。
		自分のミスなのに家族を責める。家族のせいにする。
		家族とのトラブルが多くなる。
		「妻（夫）が浮気をしている」「男（女）がいる」と言う。「一緒にいるところを見た」と言う。

第1章　高年期の認知症の症状について①

レベル Ⅰ－2（軽度後期）の症状

↑ A 群 	お茶やコーヒーを上手にいれられない。
	冷蔵庫に時計などを入れたりする。
	冷蔵庫は賞味期限の切れた食品でいっぱいになっている。
	冷蔵庫は同じような種類の食品でいっぱいになっている。
	メモを書くが，同じメモを何回も書いてしまう。メモを置き忘れてしまう。
	電子レンジになんでも入れてしまう。
	電話を切ると誰からの電話だったかを忘れてしまう。
	コンロに火がついていないのに，ガスを出しっ放しにしている。
	鍋がからっぽなのに火をつけている。
	重ね着をする。夏でも重ね着をする。
	食器は洗わないままになっている。台所が乱雑になっている。
	衣類の汚れに気がつかなくなる。
	着替えをしなくなる。汚れた衣類を着ている。
	ゴミの分別ができなくなる。
	ゴミ箱，クズ入れへ何でも捨てる。
	家族から頼みごとをされるのを嫌がる。面倒くさがる。

A群		その場の状況判断ができなくなってきた。
		配偶者の病気を理解できない。説明されてもすぐ忘れる。
B群		いつもニコニコしている。遠くへ外出しなくなる。
		オカネに執着するようになる。
		訪問販売などで勧められた物品を買ってしまう。契約する。
		「自分はボケているから」と自虐的な言葉が多くなる。「ボケている」と人から言われると怒る。
		身体的検査，相談，病院受診などを勧めても「必要がない」と言って拒否する。
		自信をなくしている。気が弱くなっている。
		子供の職場に毎日のように電話する。話の内容は急を要するものではない。
		対人不信が強くなる。
		顔の表情がきつくなる（防衛的である）。
		暴言を吐く。イライラしている。
		「私なんか死んだ方がよい」「死にたい」などと言う（嫌味で言うことが多い）。
		「うちの嫁は優しくてよい嫁です」を会話のなかで幾度も繰り返す。世話になっている嫁や孫を褒める。

レベル Ⅱ （中度）

レベル Ⅱ－1 （中度前期）の症状

A群		あまり関心がないこと（人の噂話・天候のことなど）は話し合っても数時間後には忘れている。
		予定日をカレンダーに書いておいても，関係のない日に行動する。
		銀行で預金をおろしたことを忘れて，また引き出そうとする。
		紙幣の金額の区別がいい加減になる。
		終日机に向かって，本や新聞を見ているが内容を覚えていない。習慣的な行為となっている。
		入浴をしなくても平気になる。
		食事をつくることができなくなる。
		家の中を片付けることができない。
		夜中に1人で飲食している。
		外出が多くなる。病院へ行く，知合いに会いに行く，買物・支払いなどに行くなど，本人にとっては理由がある。
		自分に都合のよいように周囲が見えたり思えたりする（例；風呂場や廊下がトイレに思え，排泄してしまったりする）。
		「まだまだ自分は何でもできる」と思っている。
		自分が居る場所を理解していない。
B群		部屋の中が雑然としている。カーテンを開けない。
		毎日のように，真夜中でも，不満などを訴える，電話をする。長時間話している。相手の迷惑を考えない。

B群		どうでもよいことで，隣近所に文句を言いに行く。トラブルが起きる。
		妻や息子に対して暴言・暴力行為がある。他家の人にはない。
		配偶者につらくあたる。「家に変な人（配偶者のこと）がいる」という。
		子供たちの家へ泊まりに行っても，「家へ帰る」とすぐ言い出す。
		「嫁がオカネを盗った」「ご飯を食べさせてくれない」「毒を入れられた」などと言う。特定の人を攻撃する。憎む。
		「仕事に行く」「会社へ行く」「用事がある」などと言って外に行こうとする。退職したことを忘れている。
		「泥棒が来た」「盗まれた」「誰かが覗いている」などと言う。
		「盗られるから」と言って，自分のベッドから離れようとしない。または荷物を持ち歩く。
		「殺される」「追いかけられる」「悪口を言われている」などと言う。
		「誰かが来ている」「呼んでいる」とか，亡くなっていて，今はいないはずの人が「来ている」と言う。外へ出ようとする。
		家にいるのに「家に電話してほしい」「家へ帰る」などと言う。
		注意されたり指示されたりすると反抗的になる。怒る。
		金銭感覚がなくなる。優しくしてくれる人に多すぎる礼をする。
		幸福そうな人，楽しそうな人に攻撃的な態度をとる。
		「家へ帰る」と言って，実家へ行きたがる。荷物をまとめて出かけようとする。
		「家へ帰る」と言って，昔，子供を育てていた頃の家へ行こうとする。
		子供や赤ん坊の世話をしているような様子がある。
		予定・約束をそのときまで待っていられない。

レベル Ⅱ-2（中度後期）の症状

↑ A 群 ↓	どこへしまったかを忘れる。しまったという行為は覚えているが場所を特定できない。探し出せない。
	出かけるが行き先を忘れる。歩き回る。（出歩きの理由を適当に答えることができる）
	衣類の「着方がわからない」と家族に聞く。指摘されればきちんとできる。
	年月日がわからない。教えられるとわかるが，翌日になるとわからない。
	歯ブラシに歯磨き粉をつけてもらえば，自分で磨ける。
	破れた衣類を着ていたりする。尿臭がする。
	バスに一人で乗ることができない。タクシーは可能。
	買物のとき大きい紙幣で支払う。小銭がたまっている。
	衣類を着るとき，ボタンなどがちぐはぐになる。
	衣類を裏返しのまま着てしまう。表と裏がわからない。
	入浴を嫌がる。すすめても拒否する。
	得意だった編物や絵などは，なかなか完成しない。最後のつめがわからない。
	最近，おかずを全部ごはんに混ぜて食べるようになった。
	危険を理解できない。周囲を確認せず道路を横断しようとする。
	「おーい，おーい」とか「誰か」と叫んで，すぐ人を呼ぶ。長時間叫んでいる。
	配偶者の死がわからないことがある。

↑	ニコニコしている。生活は習慣的な慣れた行為の繰り返しで成立している。自宅で読書などしている。
	トイレで下着を汚す。汚れた下着などをベッドの下などに隠しておく。指摘されると「私はそんなことはしない」と否定する。
	他人に質問されると、答えをすぐ家族に聞く。確かめる。同意を求める。
	興奮しやすい。暴力行為がある。
	「浮気をした」と言って配偶者を責める。暴力的になる。配偶者の姿が見えないと探す。
	夜中に起きていることが多い。ゴソゴソしている。部屋の中をうろうろしている。
B群	配偶者を探し回る。いないと不安がる。
	「今何時？」「今日は何日？」「ごはんまだ？」など、同じことを繰り返し聞く。こだわる。
	ひとりごとを言っている。鏡に向かって言っていることもある。
	トイレットペーパー・ティッシュペーパー・スリッパ・ゴミなどのどれかを集める。蓄える。隠していることもある。こだわる。
	外出時にゴミ・釘・虫などを拾い集めてくる。こだわる。
	荷造りをしたり、解いたりを繰り返す。こだわる。
	大切なものを持ち歩く。こだわる。
	思い通りになるまで同じことをクドクドと訴えつづける。または何も言わないで黙ってしまっている。
	介助者がいると、ヨロヨロと不安定な歩き方になる。
	「死にたい」「生きていてもしようがない」と言う。
↓	昔の事を現在の事のように思っている。

レベル Ⅲ （重度）

レベル Ⅲ－1 （重度前期）の症状

↑ A 群		どこへしまったかを忘れる。しまったという行為も忘れる。
		家へ帰れなくなる。迷子になる。
		衣類を着る順序や着方に，間違いがある。教えられても，着ることが困難になった。
		靴を上手に履けない。
		トイレの場所がわからない。
		今の季節がわからない。
		自分の部屋へ戻れない。廊下をウロウロしている。
		聞いたことをすぐ忘れる。5〜10分後は忘れている。忘れることにこだわりはない。繰り返し聞くようなことはない。確かめようともしない。
		薬の飲み方がわからなくなる。間違えた量を飲む。
		入浴の仕方・洗い方がわからない。浴室で呆然としている。下着のまま入浴する。石けんをつけたまま浴槽に入ってしまう。
		食べたことを忘れて「食べていない」と言う。
		他人の食物を勝手に食べてしまう。
		自宅の電話番号がわからない。
		処置してもらったガーゼや包帯を取り除いてしまう。点滴の針を抜いてしまう。

A群		得意だったトランプ・チェス・碁などをしなくなる。著しく下手になった。
		そのとき、その場だけなら筋の通った話をすることができる。少し話が長くなると同じ話の繰り返しとなる。
		簡単なことや慣れたことならもっともなことを言えるが、日常生活ではミスが多い。
		雨の日に「今日は天気がよくて気持ちよいですね」と話しかけると「そうですね」と答える。
		家族の名前や顔を間違えることがある。配偶者を忘れるようになる。
		家族に敬語を使って話をする。他人と話をしているように家族と話をする。
		自分の子供の人数を間違える。上から順に名前を言えなくなった。
		身内に不幸な出来事があっても悲しまない。
		親や配偶者が亡くなっていることを、わからないときがある。探すことがある。
		他人を自分の配偶者と思い込んでついて歩く。
		配偶者や子供が苦労していても平気。手伝おうとしない。
		話をしていても落ち着かない。不機嫌になって、自分勝手に席を外して行ってしまう。
		「したいことがありますか」と聞かれても「ない」と答える。または「家へ帰りたい」とだけ答える。
B群		ただニコニコしていて、積極的な発言や、話しかけはなくなる。
		上品さがなくなり、汚い言葉・乱暴な言葉を言ったりする。
		付き添っている人の言う通りに返事をしたり、承諾する。何にでも「ハイ。ハイ」と承諾してしまう。遺言書作成などで問題を起こすことがある。
		不満があるとすぐ食事をとらなくなる。
		自分の都合のよいようにしてくれる人に、持っているもの（オカネ・財産）をあげてしまう。その場に立ち会っていない子供のことは考えられない。

レベル Ⅲ－2 （重度後期）の症状

A群	聞いたことは関心がなければその場（1～2分後）で忘れてしまう。忘れていることにこだわりはない。反省もない。
	自分の言ったこと，話し合ったことでも，たいていは翌日まで覚えていない。
	物品の名前を忘れる。使用法がわからなくなる。
	他人のものと自分のものとの区別がつかない。
	トイレの中でどうしてよいかわからない。トイレットペーパーを使用できない。流すことをしない。便座に腰掛けていられない。
	電話を受けることはできるが，受話器を元に戻せない。
	自分の家と他人の家の区別がつかなくなる。
	自分が歩けないことを理解できない。骨折などしていても立って歩こうとする。
	衣類の着方の間違いを教えられてもわからない。着方に関心がない。
	大便を手で持って歩いたり，食べたりする。「おいしくない」と言うことはできる。
	ティッシュ，練り歯磨きを食べたり，乳液をなめたりする。
	失禁しても，そのまま寝ている。
	新しい傷は，何処でケガをしたのか，どうしたのか全く覚えていない。
	トイレにて，便器の中の水で手を洗う。
	特別なこと以外の昔の出来事を忘れている。

A群		簡単な身の回りのことができなくなってきている。
		箸・スプーンなどを使用できなくなる。介助されて食事をとる。
		食べ物はあればあるだけ食べてしまう。食物を汚くこぼす。
		「入浴」の意味を理解できない。衣類を脱がそうとすると抵抗する。怒る。浴槽に入ってしまうと気持ち良さそうである。
		周囲のことに無関心・無関係となる。
		仕事・作業には目標がなく，同一行動の繰り返しだけで参加している。
		話をしていても，何事もないかのように席を外して行ってしまう。
		生活は受身で人に話しかけなくなる。黙っていることが多い。
		家庭内の仕事に参加しようとしない。協力する意志がない。
		配偶者や子供の葬儀に参加しても悲しまない。
		夫婦の情・親子の情・家族の情がなくなる。
		こちらが話しかけた言葉を使って，オウム返しのように返事する。（例：「Aさんにあげていいのですね」「ハイ，Aさんにあげていいです」，または「Aさんにあげませんね」「ハイ，あげません」）
		話をしていても自分の事しか言わない。相手の話にあわせられない。
		会話はいつも同じ内容が繰り返される。
B群		「してはいけない」と注意されたり，行動を制止されたりすると反抗的になる。
		いつも財産にこだわりをもっていた人なら「東京に家が2軒ある」「横浜に土地が2カ所ある」などくらいなら言うことができる。詳細はわかっていない。

レベル Ⅳ （最重度）

レベル Ⅳ-1 （最重度前期）の症状

　話しかけられた言葉の意味をほとんど理解できない。会話が成立しない時期です。
　その上で次のような症状が出現します。
　ある程度，会話が成立しての症状であれば**レベル Ⅲ-2** の症状となります。

A群	ほとんどの言葉の意味を忘れている。話しかけても通じない。
	歩きまわり食べられないもの（虫・花・造花など）を食べてしまったり，飲めないもの（消毒液など）を飲んだりする。
	紙・布などを噛んでいる。裂く。破る。
	大小便を失禁してもわからない。オムツを外す。大便をいじる。
	オムツを引きずったまま歩き回る。
	ベッドで了解不能な声を出している（会話は成立しない）。
	一日中，ボタンをむしりとろうとしている。
	ベッドの柵をゆすっている。
	ベッドサイドのケチャップ・醬油などを飲んでしまう。

A群	ポータブルトイレの中の排泄物を食べたり飲んでしまったりする。
	満腹のはずでも食べ物はなくなるまで食べつづける。
	唾を吐き続ける。
	指をしゃぶり続ける。
	意味不明な単語を終日繰り返し言い続ける。
	意味なく裸になってしまう。裸で歩き回る。一時的な行動や，せん妄状態による行動ではない。
	手づかみで食べてしまう。
	何かをしてもらっても「ありがとう」や「嬉しい」などの言葉や表情がない。
	話しかけても意味を理解できない。相手の顔を見つめるだけ。
	全て介助されて食事をとるが，食べ方を忘れているかのように反応が遅い。
	フラフラと歩いてばかりいる。転倒しやすい。
	けいれん発作が頻発する。意識が数分間はなくなる。
	ただ寝ているだけの生活である。
	昼夜の区別なく行動する。昼寝ていたり夜起きていたりする。
	低血圧状態・貧血状態が続いている。
	意味不明な言葉で大声を出す。会話は成立しない。

レベル Ⅳ－2 （最重度後期）の症状

　前項のレベル Ⅳ－1 で，5項目以上が該当し，その上で，以下の項目が該当します。

↑ A 群 ↓	老衰状態（脱水・貧血・低タンパク状態など）が改善しない。
	食事摂取量の低下が続いている。経管栄養状態である。
	慢性的な疾患，または後遺症が悪化してきている。
	合併症(肺炎・心不全・脳卒中など)が加わっている。
	呼びかけてもほとんど反応しない。視線を動かす程度である。
	褥瘡が発生している。
	寝たきり状態である。運動機能消失。

第6節　レベル 0 （正常）について

　老化とともに進行する脳機能の低下には,「まだ正常な時期」と「異常な時期」があります。
　異常な時期が認知症ということになります。

　そして,『まだ正常な時期』と『異常な時期』の間に存在する時期を『一応,要注意の時期』としましょう。
　この『一応,要注意の時期』の言動を**レベル** 0 として,まとめました。私たちの経験からは,この**レベル** 0 の言動,即ち症状は,「まだ正常な時期」に属する症状としてあります。**レベル** 0 の症状があっても,正常ということです。

　ただし将来,認知症に陥った人の場合は,**レベル** 0 は,「認知症の潜伏期だった」と言うことができるでしょう。

高年者が認知症を回避できるように，私たちは高年者が元気なうちから適切な配慮をしなければならないでしょう。
　そして，危険信号が点滅し始めたら，つまり**レベル 0** の症状が出現し始めたら，私たちは一層の適切な配慮を，高年者のために考えなければならないでしょう。

　次に**レベル 0** の症状を示します。

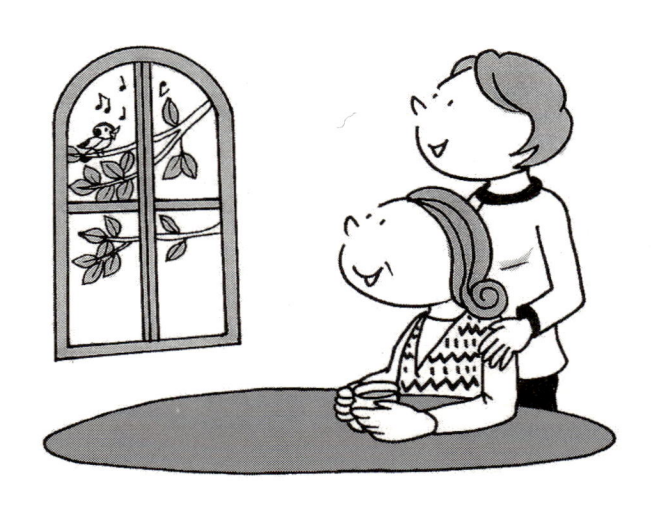

レベル 0 (正常)

老化の進行に伴って出現する，正常な症状です。

A群	もの忘れがあるが，自分が困惑する程度で他人にはそれほど迷惑はかからない。
	本を読んでいても，前に読んだところを忘れる。
	鍵・財布・通帳・印鑑などの置き忘れが多くなってきた。
	漢字を忘れるようになってきた。
	「あれ」「それ」「これ」など代名詞の使用が多くなってきた。
	書いた字が下手になってきた。
	買い物で暗算ができなくなってきた（暗算能力の低下）。
	自動車の運転が少し乱暴になってきた。小さな傷をつけるようになった。運転が下手になった。
	身だしなみに注意を払わなくなってきた。オシャレをしなくなってきた。
	生活活動範囲の縮小になれ，現在の生活の仕方を改善しようとしなくなってきた。
	毎日していることが同じで生活が単調になってきた。
	楽しいことを自分で創り出すことがあまりなくなってきた。
	孤独の時間が多い。
	今まで覚えていた預金通帳の暗証番号を忘れるようになった。

A群		物品をどこへ片付けたかわからなくなった。探すことができる。
		自動車の小さな事故などを起こす。
		旅行などの資料をもらっても，参考にして計画をたてることがなくなってきた。「ここへは行けたら良いね」「もう少し若かったら，行ってみるのだけれど」で終わってしまう。子供たちに連れて行ってもらうと大喜びをする。
		人の名前・物の名前など度忘れが多くなった。こちらが違う人の名前を言うと「その人ではない」と言うことができる。
		思い違い(注意されると気付く)・聞き違いが多くなってきた。
		話をしていて脇道にそれる。
		「自分は変だ，おかしい」と言う。
B群		社会生活・団体生活への参加・協力が少なくなってきた。
		身体の不調を訴える事が多い。病気への恐怖心が強い。
		昔のいろいろな自慢話，手柄話が多くなってきた。嬉しそう，得意そうに話す。
		生活状態からは考えられない非常識な金額をパチンコ・買い物などに使う。
		誘っても参加しなくなってきた。
		今までしてきた散歩・ダンス・ジョギング・旅行などしなくなってきた。
		「面倒くさい」と言うことが多くなってきた。
		「夜眠れない。頭が痛い」と言うが，家族が見ると眠っている。
		昔の話，過去の手柄話など同じ話を繰り返し話す。
		頼んだことをすぐにしてもらえないと怒る。待っていられない。

第7節　認知症の状態の判定について

【その(1)】

　どのようなレベルの認知症の状態に被験者があるかを，簡易ＮＳ－Ⅰ表により判定する方法について説明しましょう。

① **簡易ＮＳ－Ⅰ表**の中から被験者の該当する症状を選び，その数により判定します。

② 該当する症状の有無の確認は，被験者本人が自分で行ってはいけません。同居者・医療・介護・心理・福祉従事者などによる客観的観察による確認であることが必要です。

③ 観察者は冷静で公正な評価により該当する症状

を選ばなければいけません。

④　症状は常識的でない頻度で出現している場合に限り，該当症状とします。

　簡易ＮＳ−Ⅰ表の該当する症状の左の空欄に○印を付記すると便利です。そして，得た○印の数を，次の【その(2)】で使用します。

【その(2)】

①　該当する症状の項数だけ○印を記入します。該当する項が12以上ある場合は，切り捨てます。○印１個を１項目と数えることになります。

②　以上の結果，該当する症状の数が少ないとき（○印10項目以下）は，「まだその症状が属するレベル（認知症の状態）ではない」「そのレベルに向かって進行中」と判定します。

③　多いとき（○印11項目以上）は「そのレベルの

認知症の状態にある」と判定します。

④　次の表を使用すると便利です。

認知症状態判定表

	1	2	3	4	5	6	7	8	9	10	11
レベル0（正常）											
レベルⅠ（軽度） Ⅰ-1											
Ⅰ-2											
レベルⅡ（中度） Ⅱ-1											
Ⅱ-2											
レベルⅢ（重度） Ⅲ-1											
Ⅲ-2											
レベルⅣ（最重度） Ⅳ-1											
Ⅳ-2											

12項目以上は切り捨て

認知症状態判定表の作り方

（例1）　レベル $\boxed{0}$ が7項目。
　　　　レベル $\boxed{\text{I}-1}$ が11項目以上。
　　　　レベル $\boxed{\text{I}-2}$ が3項目。

　このような人の場合を，判定表に記入すると，次のようになります。

		1	2	3	4	5	6	7	8	9	10	11
レベル $\boxed{0}$　（正常）		○	○	○	○	○	○	○				
レベル $\boxed{\text{I}}$ （軽度）	$\boxed{\text{I}-1}$	○	○	○	○	○	○	○	○	○	○	○
	$\boxed{\text{I}-2}$	○	○	○								
レベル $\boxed{\text{II}}$ （中度）	$\boxed{\text{II}-1}$											
	$\boxed{\text{II}-2}$											

　この場合，11項目以上が該当する**レベル** $\boxed{\text{I}-1}$ の状態にあると，判定します。

（例2）　レベル I-1 が11項目以上。
　　　　　レベル I-2 が8項目。
　　　　　レベル II-1 が11項目以上。
　　　　　レベル II-2 が4項目。

　11項目以上が該当するレベルが，複数ある場合は，より進行したレベルを採用します。

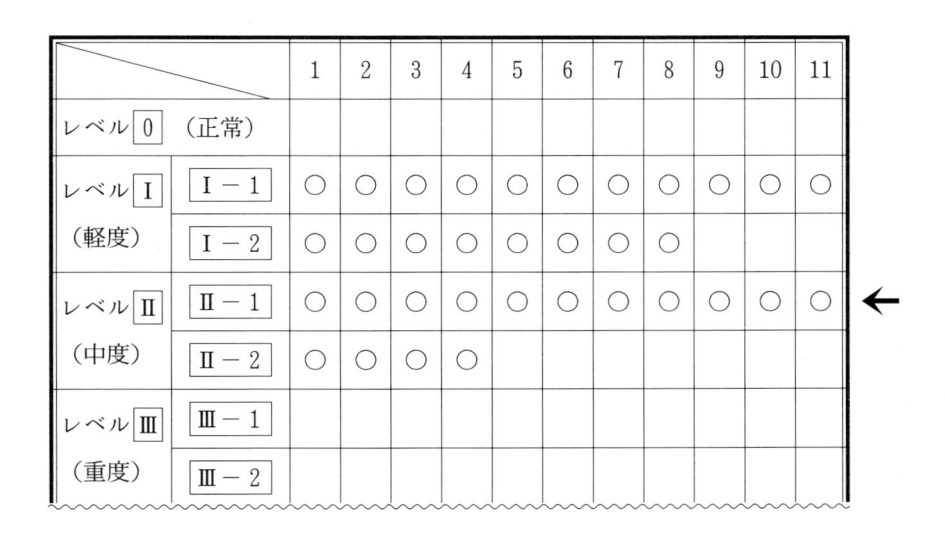

		1	2	3	4	5	6	7	8	9	10	11
レベル0 （正常）												
レベルI （軽度）	I-1	○	○	○	○	○	○	○	○	○	○	○
	I-2	○	○	○	○	○	○	○	○			
レベルII （中度）	II-1	○	○	○	○	○	○	○	○	○	○	○
	II-2	○	○	○	○							
レベルIII （重度）	III-1											
	III-2											

←

　上記のような場合は，レベル II-1 の状態にあると，判定します。

（例３）　11項目に満たないレベルが，複数ある。

　下表のようになった場合は，11項目以上ある**レベルⅡ－1**を基準として，それより上のレベルの11項目に満たない分を，移行して判定します。

		1	2	3	4	5	6	7	8	9	10	11
レベル0　（正常）												
レベルⅠ（軽度）	Ⅰ－1	○	○	○	○	○	○	○	○	○	○	○
	Ⅰ－2	○	○	○	○	○	○	○				
レベルⅡ（中度）	Ⅱ－1	○	○	○	○	○	○	○	○	○	○	○
	Ⅱ－2	○	○	○	○	○	○					
レベルⅢ（重度）	Ⅲ－1	○	○	○	○	○	○					
	Ⅲ－2	○	○									
レベルⅣ（最重度）	Ⅳ－1											
	Ⅳ－2											

　まず，Ⅲ－2 の２つを Ⅲ－1 へ移行します。

次のようになります。

		1	2	3	4	5	6	7	8	9	10	11
レベル0 （正常）												
レベルⅠ （軽度）	Ⅰ-1	○	○	○	○	○	○	○	○	○	○	○
	Ⅰ-2	○	○	○	○	○	○	○				
レベルⅡ （中度）	Ⅱ-1	○	○	○	○	○	○	○	○	○	○	○
	Ⅱ-2	○	○	○	○	○	○	○				
レベルⅢ （重度）	Ⅲ-1	○	○	○	○	○	○	○				
	Ⅲ-2											
レベルⅣ （最重度）	Ⅳ-1											
	Ⅳ-2											

さらに同様にして，Ⅲ-1 の4つを Ⅱ-2 へ移行します。

最終的に，次のようになります。

	1	2	3	4	5	6	7	8	9	10	11
レベル0 （正常）											
レベルI （軽度） I−1	○	○	○	○	○	○	○	○	○	○	○
I−2	○	○	○	○	○	○	○				
レベルII （中度） II−1	○	○	○	○	○	○	○	○	○	○	○
II−2	○	○	○	○	○	○	○	○	○	○	○	←
レベルIII （重度） III−1	○	○	○								
III−2											
レベルIV （最重度） IV−1											
IV−2											

II−2 が11項目になりましたので，レベル II−2 の状態にあると，判定します。

判定のコツ

・下から上へ押し上げていく。
・最終的に11項目となったところが，該当する認知症の状態と考えます。

第8節　付記

高年期認知症の簡易症状表（簡易NS−Ⅰ表）のもととなっている高年期認知症の症状表（NS−Ⅰ表）

　以下に記してある症状は，1980年から25年間以上において，診療した約1200名の認知症高年者（老化が原因と思われる人たちで，特に大きな病気のない人たちを対象として選んでいます）の症状についての検討です。

　脳梗塞，脳出血などの疾病に附随して出現した認知症状を有する高年者，並びにDNAの特異性を原因として出現する若年性アルツハイマー病や小脳変性症などにより認知障害を示す人たちの症状を除外してあります。

　　　症状は **レベル 0**　　生理的な老化現象の段階で，まだ認知症ではないレベル
　　　　　　レベル Ⅰ　　軽度の認知症
　　　　　　レベル Ⅱ　　中度の認知症
　　　　　　レベル Ⅲ　　重度の認知症
　　　　　　レベル Ⅳ　　最重度の認知症
で示されます。

　この表を**高年期認知症の症状表**，略してNS−Ⅰ表としてあります。

　症状数が多く繁雑なため，これを簡易化したものが，前述の**高年期認知症の簡易症状表**，略して**簡易NS−Ⅰ表**です。

　NS−Ⅰ表と簡易NS−Ⅰ表の使用方法は，ほぼ同様です。

レベル 0　正常範囲の症状
　　　　（ 0－1 と 0－2 に分割）

レベル 0－1 の症状

A群	もの忘れがあるが，自分が困惑する程度で他人にはそれほど迷惑はかからない。
	鍵・財布などの置き忘れが多くなってきた。
	漢字を忘れるようになってきた。
	「あれ」「それ」「これ」など代名詞の使用が多くなってきた。
	書いた字が下手になってきた。
	買い物で暗算が出来なくなってきた（暗算能力の低下）。
	自動車の運転が少し乱暴になってきた。小さな傷をつけるようになった。運転が下手になった。
	注意力・集中力がなくなってきた。根気が続かなくなってきた。
	身だしなみに注意を払わなくなってきた。オシャレをしなくなってきた。
	生活活動範囲の縮小になれ，改善しようとしなくなってきた。
	毎日していることが同じで生活が単調になってきた。
	将来の計画・予定などを自分一人では作ることが少なくなってきた。
	予定・計画達成への努力が続かなくなってきた（数カ月先のことへの努力はできる）。
	楽しいことを自分で作り出すことがあまりなくなってきた。
	嬉しい出来事のある日がほとんどなくなってきた。

A群	孤独の時間が多い。
	以前よりおとなしくなってきた。
	老化を意識して，体力改善のため，散歩・ダンス・ジョギング・旅行などを突然始める。
B群	社会生活・団体生活への参加・協力が少なくなってきた。
	友人・知人との手紙のやりとりが減ってきた。
	仲の良かった昔からの友人と会うことが少なくなってきた。
	「私の人生は散々だった」「悲しい人生だ」と言ったりする。
	仲良く付き合う人がいなくなってきた。
	孫も成長したので，昔のように「おじいちゃん，おじいちゃん」「おばあちゃん，おばあちゃん」と言って，一緒に行動してくれることもなくなってきた。
	子供たちは世間体を気にするほうである。『そのように子供を育ててしまった』と本人は思っている。
	頑固になってきた。自分勝手で他者への優しい配慮が少なくなってきた。
	身体の不調を訴えることが多い。病気への恐怖心が強い。
	悲観的に考えている。
	誘っても「私はいいから，おまえたちだけで行っておいで」と言う。
	昔のいろいろな自慢話，手柄話が多くなってきた。嬉しそう，得意そうに話す。

レベル 0－2 の症状

↑		今日が何日かを忘れることが多くなった（何月かは憶えている）。
		カレンダーに予定を記入するが忘れることがある。
		通帳，保険証，印鑑など置き忘れが多くなってきた。
		今まで覚えていた預金通帳の暗証番号を忘れるようになった。
		物品を何処へ片付けたかわからなくなった。探すことができる。
		電気製品など新製品の扱い方を覚えても忘れてしまう。
		不注意が目立ってきた。お茶・コーヒーなどをこぼす。コップなどを落として壊す。
		自動車の小さな事故などを起こす。
A群		数カ月間先の計画・予定・目標を与えられても達成・実現への努力が続かなくなってきた。
		新しいことを自分で考えて行動することがなくなった。することは最近したことを繰り返すだけ。
		旅行などの資料をもらっても，参考にして計画をたてることがなくなってきた。「ここへは行けたら良いね」「もう少し若かったら，行ってみるのだけれど」で終わってしまう。子供たちに連れて行ってもらうと大喜びをする。
		ビデオなど録画しても取りっぱなしで再生しない。
		人の名前・物の名前など度忘れが多くなった。こちらが違う人の名前を言うと「その人ではない」と言うことができる。
		思い違い（注意されると気付く）・聞き違いが多くなってきた。
		話をしていて脇道にそれる。
		事前の準備を幾度も繰り返す。

A群		老人会などの集まりに行く回数が減ってきた。
		「自分は変だ，おかしい」と言う。
		家族に無視されるようになってきた。
B群		「私もボケてきたなあ，困ったもんだ」と言ったりしてニコニコしている。
		生活状態からは考えられない非常識な金額をパチンコ・買い物などに使う。
		将来への計画・目標がなくなってきた。これからの夢について言うことがなくなった。
		誘っても参加しなくなってきた。
		今日を豊かにしようとする意欲がない日々が続く。
		今までしてきた散歩・ダンス・ジョギング・旅行などしなくなってきた。
		憂うつな気分の日が多くなる。
		「面倒くさい」と言うことが多くなってきた。
		昔の話，過去の手柄話など同じ話を繰り返し話す。
		病院へ必要以上に通う。（自分１人で）
		「夜眠れない。頭が痛い」と言うが，家族が見ると眠っている。
		子供たちに嫌われたり，相手にしてもらっていないと思っている。
		訴え・不満・文句・小言が多くなった。やきもちをやく。
		頼んだことをすぐにしてもらえないと怒る。待っていられない。
		期待しているようにしてもらえないと「家族皆が，自分を馬鹿にしている」と言う。
		些細なことで沈み込んでしまう。元気を失くす。
		些細なことで怒りっぽくなる。

第１章　高年期の認知症の症状について①

レベル Ⅰ　軽度の認知症
　　　（前期 Ⅰ-1 と後期 Ⅰ-2 に分割）

レベル Ⅰ-1 の症状

A群	もの忘れにより，他人にも迷惑がかかるようになってきた。
	最近の出来事を覚えていられなくなってきた。
	これからすることの準備ができなくなってきた。
	夜中の1時とか2時に起きて朝食の準備を始める。
	水道やガス栓の閉め忘れ。鍋をこがす。タバコの火の不始末などが多くなってきた。
	用事を済ませているのを忘れて，もう一度しようとして外出する。
	買物して，支払うときのオカネの出し入れが遅くなる。
	代金を支払ったのに，もう一度支払いをしようとする。
	集金してあることを忘れ，同じ家に何回も集金に行く。
	つり銭を間違える。貰ったことを忘れる。
	外出すると同じ物を買ってきてしまう。
	味付けが下手になる。
	子供が「会いに行くよ」と約束すると，「いつくるの？」と何度でも電話で聞く。
	調味料を入れたのを忘れて，もう一度加えようとする（量は正しい）。
	頭に眼鏡をかけているのに，探している。
	以前は調理をきちんと行っていたが，出来合いのオカズを買ってくることが多くなった。
	各種の通帳を失くし，何度も再発行してもらうようになる。
	植木に水をやりすぎる。根腐れをおこし植木が枯れる。
	電話番がうまくできなくなる。伝言を忘れるようになる。
	電話したことを忘れる。家族が教えると半信半疑の様子。
	約束の時間・場所などに間違いが多くなる。
	通帳などの暗証番号を全く覚えていない。

	よく知っているはずの道順を時々間違える。帰宅時間が遅くなる。
	時計の読み方を間違えることがある。
	行きつけの商店にだけ買い物に行く。新しい店へ行かない。
	老人会等の役ができなくなる。会員とのトラブルを起こす。
	協力・分業の責任を果たせなくなる。
	病院に入院している理由がわからないときがある。「家へ帰る」と言う。
	何でもメモをする。メモを頼りに行動する。
	カレンダーに予定を記入するが忘れる。
	化粧を上手にできなくなる。美しくバランスよくできなくなった。
	家族が勧めないと外出しない。
	テレビ・新聞などをぼんやり眺めている。
A群	その場での状況判断をしなくなる。言われるとわかる。
	外出の目的を忘れ、帰宅するときは予定になかった物を買ってくる。
	停止している車に自分の車を接触させる。ぶつかる。
	車の運転中、ドアを開けたままにして走っている。
	知っているはずの人の名前を思い出せない。
	2つの用事を頼むと、1つを忘れる。孫の送迎と買い物を頼むと買い物を忘れる。
	手紙の封をのりづけしないで投函する。
	家族から注意・命令・叱責・愚痴・嫌味などを言われるようになってきた。
	家族は「トシだからこんなものだろう」と思っている。親が認知症に陥っているとは考えていない。
	パジャマの上からコルセットを付けている。下半身は裸。
	犬に餌を与えるのを忘れる。
	テレビのリモコン電源スイッチがわからない。
	寝たり起きたりを一晩に3回くらい繰り返す。
	戸棚の引き出しを開けたり閉めたりしている。
	病院へ受診に行こうと言うと、サンダルを履いて小銭を持って外に出ようとする。何処へ行くのかと聞くと「パチンコに行こうと…」と言う。病院へ受診に行くのよと説明すると「ハハハ」と笑っている。

A群		脳が痺れると言う。検査するが異常なしと言われる。
		配偶者が助手席で300メートル先を右折と言っても，最初の角を右折してしまう。
		コップは何色と尋ねると「プラスチックでできている」と答える
		家族が食事を用意し，これが昼ご飯これが夜ご飯よ，と説明し外出する。家族が帰ってみると，どちらも食べていない。
B群		物忘れすることをいつも気にしている。
		1つの場所に落ち着いていられない。うろうろしている。
		目的をもたない生活・計画のない行動の日々が続いている。
		「悪口を言われている」と被害的に思っている。
		「私をボケた年寄りと思ってバカにするのか！」と大声を出したりする。
		自分の間違いを認めようとしない。怒る。
		話が一方的になる。自分に都合の悪い話は聞こえない。
		外出時に隣近所の人とトラブルが多くなる。不愉快そうな顔で帰ってくる。
		頻尿，たびたびトイレに行く（泌尿器疾患は特にない）。
		嘔気・動悸・痛みなど訴え病院に連れて行くよう家族に言う。
		「異常なし」と医師から言われても，「もう一度検査して」と繰り返し訴える。
		自分のミスなのに家族を責める。家族のせいにする。
		配偶者が亡くなってからは泣いてばかりいる。
		家族とのトラブルが多くなる。
		家族に対して礼儀・配慮が欠けるようになる（嫁を刺激するようなことを言う）。
		「妻（夫）が浮気をしている」「男（女）がいる」と言う。「一緒にいるところを見た」と言う。
		家族は「シッカリシテ」と懇願と叱咤激励を繰り返す。

レベル I－2 の症状

A群	お茶やコーヒーを上手にいれられない。
	調味料を大量に使う（使用分量が不正確となる）。
	冷蔵庫に時計などを入れたりする。
	冷蔵庫は賞味期限の切れた食品でいっぱいになっている。
	冷蔵庫は同じような種類の食品でいっぱいになっている。
	メモを書くが，同じメモを何回も書いてしまう。メモを置き忘れてしまう。
	メモをあちこちに置き忘れ，混乱したりする。
	電子レンジになんでも入れてしまう。
	電話を切ると誰からの電話だったかを忘れてしまう。
	コンロに火がついていないのに，ガスを出しっ放しにしている。
	鍋がからっぽなのに火をつけている。
	炊飯器でごはんを炊くが，スプーンなどが入っていたりする。
	ビニール容器を火にかける。
	タバコで焦がした跡がタタミ（床）のあちこちにある。
	しまい忘れたオカネの金額に思い違いがある。
	献立に変化のない食事をしている。
	計算（筆算）ができなくなる。
	重ね着をする。夏でも重ね着をする。
	一緒に出かけた友人を忘れ，置き去りにして帰ってきてしまう。
	食器をきれいに洗えない。

A群		食器は洗わないままになっている。台所が乱雑になっている。
		衣類の汚れに気がつかなくなる。
		着替えをしなくなる。汚れた衣類を着ている。
		自分で洋服を作るがサイズが合わなかったり，ポケットなどの位置がずれていたりする。
		新聞・雑誌などをあまり読まなくなる。
		化粧の落とし方の順番がわからない。
		清潔・衛生観念がなくなる。
		掃除・洗濯はできるがしない。
		ゴミの分別ができなくなる。
		ゴミ箱，クズ入れへ何でも捨てる。
		趣味だったカメラのシャッターを押せなくなる。写真をやめる。
		自転車で転ぶことが多くなる。
		来客の接待をうまくできなくなってきた。礼儀にかける。台所などでお茶やコーヒーなどいれるのにかかりっきり。客は放りっぱなしにされている。
		家族から頼みごとをされるのを嫌がる。面倒くさがる。
		その場の状況判断ができなくなってきた。
		待ち時間を上手く使えない。落ち着かない。
		配偶者の病気を理解できない。説明されてもすぐ忘れる。
		朝，「夕食の仕度をしろ」と言う。朝と夜の区別がつかないときがある。
		いままでの信仰心が失われてきたような行動がある。
		同居している嫁がいないと不安がる。

A群		「歯を自分で抜く」と言い，手で抜こうとする（歯はガタガタ）。
		車の運転中，どこを走っているのか分からなくなる。
		身体の不調を訴える。特に「頭が痛い」と言う。
		「なぜ，私はここにいるのか」と家族に言う。その場の状況判断ができない。
		お金は持っているだけ使ってしまう。
		ガンは治癒しているが，本人は疑っている。
		家族に「私の病気を軽く考えている」と言う。
B群		いつもニコニコしている。遠くへ外出しなくなる。
		お金に執着するようになる。
		大金を持ち歩く。銀行などに預けようとしない。
		「銀行が俺の金をとる」と言う。
		訪問販売などで勧められた物品を買ってしまう。契約する。
		部屋にいることが多い。または外出が多くなる。
		家族から嫌がられ相手にされなくなってきている。孤独な生活である。
		「誰かが見ている」と言ってカーテンを開けない。
		「自分はボケているから」と自虐的な言葉が多くなる。「ボケている」と人から言われると怒る。
		「ボケて迷惑をかけるようになったら施設に入れてね」「家族に迷惑をかけられない」などと何度も言う。
		身体的検査，相談，病院受診などを勧めても「必要がない」と言って拒否する。
		自信をなくしている。気が弱くなっている。

B群		不満があると,「息子を私1人で育てた」を繰り返す。
		夜,眠れなくなる。
		子供の職場に毎日のように電話する。話の内容は急を要するものではない。
		対人不信が強くなる。
		顔の表情がきつくなる(防衛的である)。
		目付きが悪く,周りの人を睨みつける。
		目を合わせると,「ニランデイル」と言って怒り出す。
		暴言を吐く。イライラしている。
		落ち着きなく家の近所を歩き回っている。
		自宅の前に,自動車が一時止まると文句を言いにすぐ出て行く。
		隣家の雨水が,自分の家の敷地に流れてくると文句を言いに行く。喧嘩になる。
		「私は不幸だ」と言う。
		「私なんか死んだ方がよい」「死にたい」などと言う(嫌味で言うことが多い)。
		「うちの嫁は優しくてよい嫁です」を会話のなかで幾度も繰り返す。世話になっている嫁や孫を褒める。
		日常生活用品を「盗まれた」と言う。
		気弱になり,「あと2年しか生きられない」「俺も母親とおなじようになるのかな」と言う。
		土地の境界線でのトラブルが発生する。
		配偶者が冷房をきかせて「私を殺そうとした」と言う。

レベル Ⅱ　中度の認知症
　　　（前期 Ⅱ－1 と後期 Ⅱ－2 に分割）

レベル Ⅱ－1 の症状

↑ **A群**	あまり関心がないこと（人の噂話・天候のことなど）は話し合っても数時間後には忘れている。
	食べ物を布団の中に隠したりする。カビが生えていたりする。
	予定日をカレンダーに書いておいても，関係のない日に行動する。
	銀行で預金をおろしたことを忘れてまた引き出そうとする。
	紙幣の金額の区別がいい加減になる。
	オカネはもっているだけ使ってしまう。
	「電気代もったいない」と言って電気製品を使わない（使用できなくなっている）。
	終日机に向かって本や新聞を見ているが内容を覚えていない。習慣的な行為となっている。
	入浴をしなくても平気になる。
	入浴後，着替えのための下着を着ないで，今まで着ていた下着を着てしまう。
	何週間も入浴していないのに「昨日入ったばかりだ」と言う。
	食事をつくることができなくなる。
	食事をした後で弁当を買って食べたりする。
	食事中，食物をこぼすようになる。
	現在の状況を自分で改善しようとしなくなる。人に頼む。
	メモをあまり書かなくなる。
	一時的だが全裸になってしまうことがある。裸で外に出ることがある（この時期では脳血管障害などの出現によるせん妄状態出現の疑いがある）。

第1章　高年期の認知症の症状について①

A群		畑の野菜など完熟していないのに採ってしまう。
		家の中を片付けることができない。
		ゴミを放置している。
		散らかっている部屋は「ドロボウが来て散らかして行った」と言う。
		夜中に1人で飲食している。
		夜明け前に起き出して妻に「朝飯の仕度をしろ」と言う。
		人の言うことが耳に入らない。言われたことを憶えていない。
		「隣の人が亡くなった」と事実でないことを言う。
		近所の人の悪口を言う。
		外出が多くなる。病院へ行く，知合いに会いに行く，買物・支払いなどに行くなど，本人にとっては理由がある。
		自分に都合のよいように周囲が見えたり思えたりする（例；風呂場や廊下がトイレに思え，排泄してしまったりする）。
		家の中で放尿する。
		「まだまだ自分は何でもできる」と思っている。
		自分の都合が他人の都合に優先する。
		配偶者がいないと落ち着かない。
		「もっとしっかり働け。給料をやらんぞクビだ」と言う。現在生活しているところを昔の職場だと思っている。説明すると間違いに気付く。
		自分が居る場所を理解していない。
		「実の娘たちがもう少し親の面倒を見てくれれば良いのに。このままだと，私が病気になってしまいそうだわ」と嫁は思うことがある。
		夜中寝ているときに，突然大声を上げて起きだす。身体を擦る行為をしている。翌日聞くと覚えていない
		勉強塾の教師をしているが，「疲れた」と言って，授業を早めに終わらせてしまう。
		配偶者が転んで起き上がれないでいても，気にしない。

A群		待ち合わせをしていてもこない。
		物が歪んで見えると言う。検査しても異常はない。
		家にいて，小銭の勘定を繰り返している。
		履物右左ちがうのを履いている。
		大きい声でお経を読む。
		1人で30分以上笑ったり歌ったりしている。
		買物に出かけても「何を買ったらいいのかわからない」と言う。
		便を壁やタタミに擦り付ける（食べることはない）。
B群		いつもニコニコしている。忘れっぽくなっているので，ミスをしないように気をつけている。
		新聞で日付の確認を繰り返す。
		銀行に行き，「オカネをおろせ」と大声で叫び続ける。銀行の迷惑になる。
		部屋の中が雑然としている。カーテンを開けない。
		食べたのに「食べていない」と言う。
		現実でないこと・思い違い・嘘と思えることなどを言う。注意されてもわからない。
		すでに亡くなってしまっている配偶者の看病に行こうとする。
		現在生活しているところを，昔働いていた職場のように思っている。
		毎日，財布の中のオカネを確認する。
		人を非難する言葉が多くなる。
		猫とか犬など特定のものを嫌ったり，いじめたりする。
		毎日のように，真夜中でも，不満などを訴える，電話をする。長時間話している。相手の迷惑を考えない。
		部屋を閉めきる。内側から鍵をかける。
		食事をしていないのに「した」と言う。

第1章　高年期の認知症の症状について①

B 群		人が来ると出て会いたがる。または会いたがらないで部屋に閉じこもってしまう。
		どうでもよいことで，隣近所に文句を言いに行く。トラブルが起きる。
		行動を注意すると反抗的になる。
		妻や息子に対して暴言・暴力行為がある。他家の人にはない。
		嫁が洗って干してある洗濯物を汚したり切ったりする。嫁を邪険に扱う。
		配偶者の言うことを聞こうとしない。怒る。
		一緒に生活している次男，三男，娘またはそれらの配偶者に理由もないのに攻撃的である。「オカネを盗った」などと言う。
		配偶者につらくあたる。「家に変な人（配偶者のこと）がいる」という。
		夫をオジサンと言う。夫として認めない。
		「嫁が勝手に部屋に入る」と言う。
		「社長，社長」と呼びかけられると機嫌がよくなる。
		少しでも気に入らない態度をされると，その人に攻撃的・暴力的になる。
		子供たちの家へ泊まりに行っても「家へ帰る」とすぐ言い出す。
		「少年たちが私に電流を流そうとしている」と言う。
		用意された食事を「おいしくない」「食べたくない」などと言う。
		「嫁がオカネを盗った」「ご飯を食べさせてくれない」「毒を入れられた」などと言う。特定の人を攻撃する。憎む。
		「仕事に行く」「会社へ行く」「用事がある」などと言って外に行こうとする。退職したことを忘れている。
		「泥棒が来た」「盗まれた」「誰かが覗いている」などと言う。
		介護者が身の回りの物を片付けると「いじった」「持っていった」と言う。
		「盗られるから」と言って，自分のベッドから離れようとしない。または荷物をもち歩く。

B 群		「殺される」「追いかけられる」「悪口を言われている」などと言う。
		嫁の顔を見ると歩けなくなる。
		「録音されている」「見張られている」「意地悪された」「相手にしてくれない」「診察してくれない」などと訴える。
		「家族が殺される」「家族がけがをした」「家族が帰ってこない」などと言う。
		「子供が泣いているから帰らせてくれ」と言う。
		「私が悪いのです」「私がどうせ悪いのです」などと言う。
		「誰かが来ている」「呼んでいる」とか,亡くなっていて,今はいないはずの人が「来ている」と言う。外へ出ようとする。
		「おとうさん（夫）が待っている」と言う。
		外へ出られないようにすると,戸でも窓でも叩き壊してしまうことがある。
		「息子の嫁が浮気している」と確信をもって言う。
		家にいるのに「家に電話してほしい」「家へ帰る」などと言う。
		何か問題があると,「私が我慢すればよいことなのです」という。
		「あなたがいるから私は幸せではない」と特定の人に言う。
		注意されたり指示されたりすると反抗的になる。怒る。
		妻への依存心は強いが,妻の介助を嫌がって暴力的になる。
		無理に言うことを聞かせようとすると「殺せ」と言う。
		金銭感覚がなくなる。優しくしてくれる人に多すぎる礼をする。
		幸福そうな人,楽しそうな人に攻撃的な態度をとる。
		楽しそうな近所の家庭を自分の家と思い込む。
		「家へ帰る」と言って,実家へ行きたがる。荷物をまとめて出かけようとする。
		「家へ帰る」と言って,昔,子供を育てていた頃の家へ行こうとする。
		子供や赤ん坊の世話をしているような様子がある。

B群		毛布にくるまり，夜，外で寝る。
		顔の表情がきつくなる。攻撃的である。
		予定・約束をそのときまで待っていられない。
		思いついたことや考えにこだわり，人の話・意見を聞けない。
		礼儀・配慮が家族以外の人達にも欠けるようになった。
		「家へ帰りたい」と言って帰ってくるが，部屋に閉じこもってしまう。家族と団らんしない。
		孫たちに無視されたり，冷たくあしらわれるようになった。
		長男が作った食事は食べるが，長女の作った食事はとらないときがある。
		実家が旧家で財産があったので，「もっとしっかりした家に嫁げ」と愚痴を繰り返す。
		長男の家に泊まっていても，「旅館に泊まっている」と思っているときが時々ある。
		長男のことを，『夫・息子・彼氏』という言い方をする。長男嫁のことを「おねえさん」と言う。孫のことはわからない様子。
		「床下に装置をおいて私を殺そうとしている」と言う。
		「お金がなくなった娘が盗った」と訴える。
		家族を信頼しない。自分の部屋に入れない。
		家族に「殺せ，死んで化けてやる」と大声を出す。
		イライラすると物を投げつける。
		担当の医師を「ヤブだ」と言う。
		「私はもっとバカだ」「言ってごらん」「バカだ，バカだ」などと1人で会話している。
		リストカットやロープを首に巻きつける行為がある。

レベル Ⅱ－2 の症状

↑ A 群		どこへしまったかを忘れる。しまったという行為は覚えているが場所を特定できない。探し出せない。
		出かけるが行き先を忘れる。歩き回る（出歩きの理由を適当に答えることができる）。
		外出して帰宅するまでの時間が長くなる。帰路がわからなくなることがある。
		使い捨てのプリンの容器など，どうでもよい物をとっておく。使用することはない。
		洗濯機を使えなくなる。
		衣類の「着方がわからない」と家族に聞く。指摘されればきちんとできる。
		右と左でちがう靴を履いている。
		年月日がわからない。教えられるとわかるが翌日になるとわからない。
		身体をよく洗えない。洗うのを忘れている部分がある。
		歯ブラシに歯磨き粉をつけてもらえば自分で磨ける。
		浴槽内の湯は出しっぱなし。
		常識的なこと，単純なことを覚えていられない。
		他家の植木や花などを無断で折ってもってきてしまう。
		道徳・社会規範などを理解できなくなる。
		道路など，所かまわず排尿をする。
		破れた衣類を着ていたりする。尿臭がする。
		バスに一人で乗ることができない。タクシーは可能。
		買物のとき大きい紙幣で支払う。小銭がたまっている。
		衣類を着るとき，ボタンなどがちぐはぐになる。
		衣類を裏返しのまま着てしまう。表と裏がわからない。
		衣類は順番に手渡せば，自分で着ることができる。

A群		入浴を嫌がる。すすめても拒否する。
		得意だった編物などをするが，なかなか完成しない。最後のつめがわからない。
		絵を描いても完成しない。
		トイレでズボンのチャックをおろせず失禁。
		昔からしていた仕事についての新たな事業計画を作る。事業を始めようとする。計画は自分の能力以上のものである。
		乗っている車のドアの開けかたがわからなくなる。
		最近，おかずを全部ごはんに混ぜて食べるようになった。
		食事をガツガツと食べる。ゆっくり食べることができない。
		腐ったものを「大丈夫よ」と食べてしまう。
		危険を理解できない。周囲を確認せず道路を横断しようとする。
		「おーい，おーい」とか「誰か」と叫んで，すぐ人を呼ぶ。長時間叫んでいる。
		他人の喜びや悲しみに親身になれない。
		自分の同胞（兄弟姉妹）の数を間違える。
		ゴミなどを隣家の庭に投げ入れたりする。当然のように思っている。
		「駄目だなあ。俺，ボケちゃって」と気軽に言う。深刻さはない。
		配偶者の死がわからないことがある。
		旅先（環境が変わった所）で，知っている筈の人（子どもの配偶者など）をわからなくなる。帰宅するとわかるようになる。
		他人の靴やサンダルをはいてくる。
		車で後方を確認しないでバックする。
		バイクを危なげに運転する。
		服を脱いで風呂へ入ろうとするが，脱いだ服をすぐ着て出てきてしまう。
B群		ニコニコしている。生活は習慣的な慣れた行為の繰り返しで成立している。自宅で読書などしている。

B群	トイレで下着を汚す。汚れた下着などをベッドの下などに隠しておく。指摘されると「私はそんなことはしない」と否定する。
	ゴミ（本人にとっては大切なもの）を持って出かけようとする。
	他人に質問されると答えをすぐ家族に聞く。確かめる。同意を求める。
	興奮しやすい。暴力行為がある。
	生まれた場所（故郷）へ行くことにこだわる。
	玄関に自分の靴を何足も並べておく。
	悲しかった事，つらかった事を思い出していることが多い。物陰で泣いていたりする。
	何か気に入らないと「殺してやる」と言って手を振り上げる。
	「浮気をした」と言って配偶者を責める。暴力的になる。配偶者の姿が見えないと探す。
	自分以外の女性と夫が話をしているだけで怒る。
	夫の首を絞める。家族には「夫に首を絞められた」と説明する。
	転倒し，ケガをして「息子にやられた」と言う。
	夜中に起きていることが多い。ゴソゴソしている。部屋の中をうろうろしている。
	居間の戸を少し開けて，覗く。理由を聞くと「用はない」と言う。
	ドアの前で何もしないで座っている。
	配偶者を探し回る。いないと不安がる。
	「今何時？」「今日は何日？」など，同じことを繰り返し聞く。こだわる。
	「ごはんまだ？」と何度でも聞きにくる。
	鍵を開けたがる。または戸締りにこだわる。
	窓やドアを閉めたがる。電気を灯けるのも嫌がる。
	何でも捨てる。捨てることにこだわる。
	部屋を掃除すると必要なものや衣類まで捨ててしまう。
	ひとりごとを言っている。鏡に向かって言っていることもある。
	トイレットペーパー・ティッシュペーパー・スリッパ・ゴミなどのどれかを集める。蓄える。隠していることもある。こだわる。

B群		バッグの中にティッシュペーパーがいっぱい入っている。
		バッグの中にごはんが入っていることがある。
		バッグやカバンの中のものや，財布のお金などを出したり入れたりしている。
		「タバコ」「ジュース」などを繰り返し要求する。こだわる。
		荷造りをしたり，解いたりを繰り返す。こだわる。
		布団をかけたり，はいだりの繰り返し。
		外出時にゴミ・釘・虫などを拾い集めてくる。こだわる。
		大切なものをもち歩く。こだわる。
		人形をいつも抱いている。
		朝刊・夕刊を何度も取りに行く。
		思い通りになるまで同じことをクドクドと訴えつづける。または何も言わないで黙ってしまっている。
		介助者がいると，ヨロヨロと不安定な歩き方になる。
		「死にたい」「生きていてもしようがない」と言う。
		「死ぬんだ」と言って，外へ出て行く。
		『死』を恐がったり，避けようとすることができない。
		「約束がある」と言って，玄関や家の門の前で待っている。
		鏡に映った自分の顔に話しかけている。自分の顔と思っていない。
		亡くなった娘の写真を見ながら，長時間話しかけている。
		庭の花や植木を切ってしまう。衣類を破いたり切ったりする。
		昔の事を現在のことのように思っている。
		「なぜ離婚しなければいけないのか」と言い，配偶者の実家へ行く。ドアをドンドンと叩く。
		朝起きたときは，長男の嫁ことを「あなたはどちらさんですか」と言うが，時間が経つと理解できる。
		よその人たちがいる前でも嫁に暴言を吐く。

レベル Ⅲ　重度の認知症
　　　（前期 Ⅲ－1 と後期 Ⅲ－2 に分割）

レベル Ⅲ－1 の症状

↑ A 群 │	どこへしまったかを忘れる。しまったという行為も忘れる。
	家へ帰れなくなる。迷子になる。
	タバコに火をつけたまま眠っている。布団を焦がしたりする。火災の危険大。
	衣類を着る順序や着方に間違いがある。教えられても着ることが困難になった。
	靴を上手に履けない。
	5本指の靴下に指が入らなくても平気。
	靴下をチグハグに履いている。または片方の足だけに靴下を履いている。
	ポットの中へ魚などを入れたりする。
	トイレの場所がわからない。
	トイレの鍵を内からかけて、自分でドアを開けて出てこられない。
	エレベーターを自分で開けられない。
	トイレを便で汚す。
	異性のトイレを使用する。
	今の季節がわからない。
	下着を汚して洗面所で洗い、干してあることがある。
	自分の部屋へ戻れない。廊下をウロウロしている。
	手紙は封を切って渡せば自分で読む。ただし、やさしい文章で書いてある場合。
	字が書けなくなる。
	自分の名前を書けなくなる。
	聞いたことをすぐ忘れる。5～10分後は忘れている。忘れることにこだわりはない。繰り返し聞くようなことはない。確かめようともしない。

A群		薬の飲み方がわからなくなる。間違えた量を飲む。
		もう一度，薬を飲もうとする。
		他人のベッドで寝ていることがある。
		探し物ができなくなる。
		入浴の仕方・洗い方がわからない。浴室で呆然としている。下着のまま入浴する。石けんをつけたまま浴槽に入ってしまう。
		浴室に飾ってある物をお湯の中へ入れておく。
		自分の本籍・現住所を忘れる。
		食事の残り物をキッチンで食べている。
		主食のごはんだけを食べている。
		食べる速度が速い。むせる。
		自分の前のごはんと味噌汁は食べるが，遠くにあるオカズに手を伸ばそうとしない。
		仏壇の供え物を食べてしまう。
		食べたことを忘れて「食べていない」と言う。
		他人の食物を勝手に食べてしまう。
		朝食と夕食の区別ができない。
		パジャマのまま外出する。下着のまま外へ出る。
		好きだったテレビ番組（スポーツ）など全く見なくなった。
		テレビのリモコンと携帯電話の区別がつかず，テレビに向かって携帯電話のキーを押し続けている。
		自宅の電話番号がわからない。
		入れ歯をはずすことをしない。または使わない。
		自分へきた手紙を読まない。関心がない。
		処置してもらったガーゼや包帯を取り除いてしまう。
		自分の子供と孫の洋服の区別がつかない。
		自分の子供と孫の区別がつかないときがある。
		大声で歌を歌いながら家の中や外を歩きまわる。
		話しかけてくることがない。
		食品店，美容院などでお金を支払わずに帰ろうとする。

A群		電子レンジにスリッパ，薬などを入れスイッチを入れる。
		電気製品を壊してしまう。
		危険を理解できない。高いところから飛びおりる。
		得意だったトランプ・チェス・碁などをしなくなる。著しく下手になった。
		自分にきた手紙などを選り分けられない。
		電話をかけられなくなる（挨拶などの必要のないところ，例えば子供の家などは可能なことがある）。
		単純なことを指示されてもできないことがある。
		テレビを見ようとしない。スイッチを自分で入れられない。
		「あれ」「これ」「この人」などの代名詞だけの会話が多くなる。
		そのとき，その場だけなら筋の通った話をすることができる。少し話が長くなると同じ話の繰り返しとなる。
		簡単なことや慣れたことならもっともなことを言えるが，日常生活ではミスが多い。
		現状を改善しようとしない。人にも頼まない。
		箸をうまく使えなくなる。スプーンを要求する。時々左手でつかんで食べる。
		箸を使うのを嫌がる。
		外出する。目的は不確かになっている。乗り物は使えない。
		オカネを持たずに飲み屋へ出かける。
		雨の日に「今日は天気がよくて気持ちよいですね」と話しかけると「そうですね」と答える。
		暑さ寒さの感覚がないように振る舞う。冬なのに裸で外へ出る。
		身の回りの物品の整理整頓はできない。
		行きあたりばったりでデイサービスへ出かける。今日することは何かを忘れている。
		仏像などがあると手を合わせるが，無ければ心の中に神仏が存在することはない。
		子どもの配偶者をわからない。

	家族の名前や顔を間違えることがある。配偶者を忘れるようになる。
	子供たちを「おまえ」「おい」と呼ぶ。名前で呼ばなくなる。
	家族に敬語を使って話をする。
	自分の子供の人数を間違える。上から順に名前を言えなくなった。
	「子どもが大きくなるまでは生きていたい」と言う。子どもたちは50歳前後になっている。
	身内に不幸な出来事があっても悲しまない。
	自分の『死』について関心がない。
	「死ぬのはイヤ」と言う。理由は「怖いから」。何が怖いのかはわからない。
	親が亡くなっていることがわからないときがある。探すことがある。
	配偶者を亡くなっている親と間違えることがある。
A群	他人を自分の配偶者と思い込んでついて歩く。
	娘を亡くなった妻と思っている。
	自分の子供に他人に対するときのように礼儀正しく対応する。
	自分の娘を「オバサン」と呼ぶ。
	テレビドラマの中での出来事と現実の区別がつかない。
	周囲の人に対して優しい配慮ができなくなる。
	配偶者や子供が苦労していても平気。手伝おうとしない。
	亡くなっている配偶者のからだのこと，性行為などを自慢そうに話題にする。
	話をしていても落ち着かない。不機嫌になって，自分勝手に席を外して行ってしまう。
	「したいことがありますか」と聞かれても「ない」と答える。または「家へ帰りたい」とだけ答える。
	覚えていたはずの昔の出来事を忘れるようになる。楽しかったこと，嬉しかったことのいくつかを話すことができる。
	鍵をまわして開錠することができない。
	朝，起きたときは家族の顔をわからないが，次第にわかるようになる。

A群		風呂へ入ろうとするが，衣類を脱いでいるうちに，目的を忘れ，衣類を着て出てきてしまうことがある。
		お湯が沸いていないのに，水風呂へ入ってしまう。
		風呂に入ったことを忘れまた入る。
		5時間も入浴していることがある。
		風呂から上がっても拭かない。ビショビショのままで居る。
		ご飯を茶碗からお皿に移す。そしてまた茶碗に移す。何度も移しかえる。
		「喉の通りが良い」と言って，自宅では立って食べる。
B群		ただニコニコしていて，積極的な発言や，話しかけはなくなる。
		子供が「名前がわかる？」と聞くと「バカにするな！」と怒る。名前は出てこない。
		妻への依存心は強いが介助されることを嫌がる。
		事実ではない話が多くなる（思い違い・記憶違い）。
		上品さがなくなり，汚い言葉・乱暴な言葉を言ったりする。
		亡くなっている配偶者を探しまわる。
		他の人から，軍隊式の挨拶（敬礼）をされると機嫌よく礼を返す。（元軍人）
		『隊長』と呼ばれたり，昔の軍隊の階級で名前を呼ばれると機嫌がよくなる。
		付き添っている人の言う通りに返事をしたり，承諾する。遺言書作成などで問題を起こすことがある。
		家族についての同じ話を繰り返す。いくつかの自慢話だけになる。
		不満があるとすぐ食事をとらなくなる。
		自分がいつもいる場所に他の人が近寄ると大騒ぎになる。
		男性を嫌い，自分に近づくと大声で暴言を吐く。
		自分の都合のよいようにしてくれる人に，持っているもの（オカネ・財産）をあげてしまう。その場に立ち会っていない子供のことは考えられない。
		「怖いのがいる」と物置などに隠れたりする。
		断ることができない。何にでも「ハイハイ」と承諾してしまう。
		トイレに誘導されるのを嫌がる。誘導する人に暴言，暴力行為が出現する。

レベル Ⅲ－2 の症状

A群	聞いたことは特に関心がなければその場（1～2分後）で忘れてしまう。忘れていることにこだわりはない。反省もない。
	自分の言ったこと，話し合ったことでもたいていは翌日まで覚えていない。
	多くの言葉を忘れ始めている。語彙が減っている。
	物品の名前を忘れる。使用法がわからなくなる。
	財布の開け方がわからない。
	他人のものと自分のものとの区別がつかない。
	トイレの中でどうしてよいかわからない。トイレットペーパーを使用できない。流すことをしない。便座に腰掛けていられない。
	冷蔵庫の中の生肉を食べてしまう。
	電話を受けることはできるが，受話器を元に戻せない。
	自分の家へ帰れない（自分の家から2～3軒離れているだけで）。
	自分の家と他人の家の区別がつかなくなる。
	畑から農作物などを引き抜く（食べるつもりらしい）。
	トイレ掃除用具などをベッドに持ち込むなど理解できないようなことをする。
	自分が歩けないことを理解できない。骨折などしていても立って歩こうとする。
	ギプスで固定していてもはずしてしまう。歯の治療などで注射をしても痛みを感じない。
	衣類の着方の間違いを教えられてもわからない。着方に関心がない。

A群		
		大便を手で持って歩いたり，食べたりする。「おいしくない」と言うことはできる。
		ティッシュ，練り歯磨きを食べたり，乳液をなめたりする。
		ベッドで了解不能な声を出しているが，会話は多少なら成立する。
		失禁しても，そのまま寝ている。
		新しい傷は，何処でケガをしたのか，どうしたのか全く覚えていない。
		トイレにて，便器の中の水で手を洗う。
		熱くて顔が真っ赤になっているのにストーブの前を離れない。
		ハンガーにかけてある子供の服を着ようとする。
		同じ所へ何度も行く，またはベッドから離れようとしない。
		布などを口に入れて頬張る。
		周囲とは無関係にからだで覚えたリズムを繰り返しとり続ける。
		特別なこと以外の昔の出来事を忘れている。
		簡単な身の回りのことができなくなってきている。
		楽しさや美しさを見つけ出せなくなっている。
		食事中，自分で置いた箸のあるところがわからず，手で食べることがある。
		箸・スプーンなどを使用できなくなる。介助されて食事をとる。
		食べ物はあればあるだけ食べてしまう。食物を汚くこぼす。
		排便・排尿の管理ができない。便意・尿意などがわからない様子。
		「入浴」の意味を理解できない。衣類を脱がそうとすると抵抗する。怒る。浴槽に入ってしまうと気持ち良さそうである。
		周囲のことに無関心・無関係となる。
		信仰心は無くなっているが聖歌などは覚えている。

A群	「疲れた」と言って眠ると，肩をゆすられても目を覚まさない。
	『家』へ「帰りたい」が残された願いとなっている。
	仕事・作業には目標がなく同一行動の繰り返しだけで参加している。
	長男を忘れる（女性の場合）。
	自分の名前・顔を忘れるようになる。鏡の中の自分に，関心を示さなくなる。
	話をしていても何事もないかのように席を外して行ってしまう。
	生活は受身で人に話しかけなくなる。黙っていることが多い。
	簡単な言葉の返事しかしない。
	早口で話しかけると聞き取れない。理解できない。話しかけた言葉の意味が通じていない。
	人に対して優しい配慮，行為をすることができなくなる。
	家庭内の仕事に参加しようとしない。協力する意志がない。
	配偶者や子供の葬儀に参加しても悲しまない。
	夫婦の情・親子の情・家族の情がなくなる。
	『死』には無関心。意味を理解できない。
	他人の喜びや悲しみをあまり理解できない。
	こちらが話しかけた言葉を使ってオウム返しのように返事する。（例：「Aさんにあげていいのですね」「ハイ，Aさんにあげていいです」，または「Aさんにあげませんね」「ハイ，あげません」）
	１つのことにすぐ飽きてしまう。集中力がない。
	毎日を生きていくための目標がなくなっている。生きていることへの『感謝』もない。
	けいれん発作がときどき出現する。

A群		からだを傾けて歩く，転びやすくなる。
		「疲れた」と言うこともあるが，眠ると一定時間は目を覚まさない。
		話をしていても自分のことしか言わない。相手の話にあわせられない。
		「ありがとう」「すまないね」という言葉が減っている。
		会話はいつも同じ内容が繰り返される。
B群		ニコニコしている。嬉しかったこと，楽しかったこと，優しくされたことなどの昔のことを話すことができる。それ以外のことは話さない。覚えていないので話せない。
		検温のとき，「異常がないのに何度も調べないでよ」「触らないでよ」などと言う。
		相手をする人がいないと不安そう。
		その場に不適切な，ひわいな言葉をあびせる。ツバを吐く。
		夜中に突然「助けて」などと言う。
		祖父母・両親などが生きているように振る舞うことがある。
		「私の家へ，是非おいでください。何もありませんがお茶でも飲んでいって下さい」と挨拶のようにいつも繰り返す。
		相手の言っていることがわからなくても会話を成立させようとしている。
		「してはいけない」と注意されたり，行動を制止されたりすると反抗的になる。
		いつも財産にこだわりを持っていた人なら「東京に家が2軒ある」「横浜に土地が2カ所ある」などくらいなら言うことができる。詳細はわかっていない。

第1章　高年期の認知症の症状について①

レベル Ⅳ　最重度の認知症
　　　（前期 Ⅳ－1 と後期 Ⅳ－2 に分割）

レベル Ⅳ－1 の症状

　話しかけられた言葉の意味をほとんど理解できない。会話が成立しない時期である。
　その上で，以下の症状が見られる。

A群	ほとんどの言葉の意味を忘れている。話しかけても通じない。
	歩きまわり食べられないもの（虫・花・造花など）を食べてしまったり，飲めないもの（消毒液など）を飲んだりする。
	紙・布などを噛んでいる。裂く。破る。
	大小便を失禁してもわからない。オムツを外す。大便をいじる。
	オムツを引きずったまま歩き回る。
	ベッドで了解不能な声を出している（会話は成立しない）。
	一日中，ボタンをむしりとろうとしている。
	ベッドの柵をゆすっている。
	ベッドサイドのケチャップ・醤油などを飲んでしまう。
	ポータブルトイレの中の排泄物を食べたり飲んでしまったりする。
	満腹のはずでも食べ物はなくなるまで食べつづける。
	唾を吐き続ける。
	指をしゃぶり続ける。
	意味不明な単語を終日繰り返し言い続ける。

A群		意味なく裸になってしまう。裸で歩き回る。一時的な行動や，せん妄状態による行動ではない。
		手づかみで食べてしまう。
		何かをしてもらっても「ありがとう」や「嬉しい」などの言葉や表情がない。
		話しかけても意味を理解できない。相手の顔を見つめるだけ。
		どこの施設へ行ってもすぐ出されてしまう。
		全て介助されて食事をとるが，食べ方を忘れているかのように反応が遅い。
		フラフラと歩いてばかりいる。転倒しやすい。
		けいれん発作が頻発する。意識が数分間はなくなる。
		ただ寝ているだけの生活である。
		昼夜の区別なく行動する。昼寝ていたり夜起きていたりする。
		低血圧状態・貧血状態が続いている。
		意味不明な言葉で大声を出す。会話は成立しない。
B群		ニコッとする。言葉を理解できなくなっているが，話しかけに相づちを打とうとする。

第1章　高年期の認知症の症状について①

レベル Ⅳ－1 の症状

　前項のレベル Ⅳ－1 で5項目以上が該当し，その上で，以下の症状が見られる。

A群	老衰状態（脱水・貧血・低タンパク状態など）が改善しない。
	食事摂取量の低下が続いている。経管栄養状態である。
	慢性的な疾患，または後遺症が悪化してきている。
	合併症（肺炎・心不全・脳卒中など）が加わっている。
	呼びかけてもほとんど反応しない。視線を動かす程度である。
	褥瘡が発生している。
	寝たきり状態である。運動機能消失。
B群	ニコニコはしないが，穏やかな表情で，話しかける人を寝たまま見つめているときがある。

第2章
高年期の認知症の症状について②
簡易ＮＳ－Ⅰ表,各レベルの症状からの
認知症の状態の心理学的考察

レベル 0 （正常）について

　老化に伴う生理的な脳機能の低下を示す時期の症状です。このような症状があっても，まだ正常な範囲にあると考えられます。しかし後になり，認知症の状態に陥った高年者の場合は『認知症の潜伏期』あるいは『認知症の準備期』であった，と言うことができる時期です。

　最初は社会・仲間への参加・協力の関係が薄れ，生活圏・知的活動範囲の縮小傾向が認められます。同じようなことだけを繰り返す，単調で孤独な生活になっていきます。

　この程度は，若い頃からの本人の考え方・価値基準のとりかた・感情の持ち方などによって影響されます。同時に家族や周囲の人たちの，高年者への考

え方・接し方などにより影響されます。

　いずれにしても，本人はこのような生活様式ではいけないと，生活の改善をはかります。例えば体力維持のため，散歩・ジョギング・趣味などを始めます。もの忘れが認められますが，本人が多少困惑する程度のもので，他に迷惑が及ぶことはありません。

　しかし，次第に『家族などの高年者への理解・参加・協力などが不十分なこと，「老人のくせに」という偏見，高年者の体力の低下と疾病，経済的条件など』のため，高年者の生活改善は結局，放棄されます。その結果，以前にも増して，孤独で単調な生活となります。

　やがてこのような生活にも慣れが生じてきます。『目標・計画・夢などの未来』を考えることが少なくなり，生活の現状を改善しようとする意欲をもたなくなってきます。

　次第にもの忘れは多くなりますが，それでも家庭生活に支障をきたすほどではありません。

　『縮小していく生活圏を改善しようとするが，失敗に終わり，知的活動範囲や行動範囲の縮小への慣れ』と要約できる時期となります。

レベル Ⅰ （軽度）について

　記憶力の低下による困惑と，これからの生活についての不安・恐怖・絶望や，周囲からの無理解な対応などのため，不満・イラダチ・攻撃性などが強まります。このような日々のなかで情緒は不安定になります。
　これらの症状の程度は，その人の『生活史』に影響された考え方・感情の持ち方により決定されます。
　また，私たちは常に，現在を改善したり，自己実現のための，自分の存在価値を獲得するための行動目標が必要です。この行動目標は創出時点から見れば，その結果としての実現は『未来』に属します。したがって目標・夢などがあるということは，その人の思考のなかに『未来』が存在するということになります。
　しかし，この時期には，自分では『未来』（24頁のまとめ参照）を創り出すことが困難になります。
　『未来の消失へ**』**と要約できる認知症の症状が出現します。

したがって，これからのことを考える能力の低下と，現在の出来事を覚える能力の低下のため，総合的社会生活能力の低下が著しくなってきます。
　この時期を認知症の**軽度**の状態と考えることができます。**軽度**の状態は，レベル I－1 （軽度前期）とレベル I－2 （軽度後期）の2つの時期に分けられます。

レベル I－1 （軽度前期）

　もの忘れの程度が進行し，他人に迷惑が及んできます。
　認知症の状態に陥ったことをまだ，自他ともに気付いていないため，他からはミスの責任を追及されます。本人は自分の言動に自信をもっていて，まだ何でもすることができる，間違えたことはしていないと思っているので，周囲の人たちとのトラブルが発生しやすくなります。『**他人とのトラブル発生**』と要約できる症状が認められる時期です。
　本人のこれまでの人生における「対人関係の考え方」によりトラブルの発生は増減します。

レベル Ⅰ-2 （軽度後期）

　現状改善のための『**未来（目標・計画・予定～夢など）**』が生活のなかになくなってきます。

　もの忘れは強まり，他人とのトラブル発生のため，対人不信と自信喪失などによる混乱が起こります。

　高年者は他からうとんじられ，避けられることなどで，自分の存在価値を確認することができなくなっています。考え方も更に硬直化します。不安・恐怖・絶望などが強まり情緒は不安定となり，うつ状態になったりします。

　つまり，<u>自分の感情のなかでのトラブルが発生する</u>。『**自分の心のなかでトラブル発生**』と要約できる症状が，認められる時期です。

　劣等感・罪悪感・心的外傷による『考え方と感情のもち方』により，時期を早めて認知症に陥る人は，この『自分の心のなかでのトラブル（不安・不満・失望・自信喪失・不信・悲しみ・怒りなど）』が，思考のなかで長期間繰り返されてきたからです。

レベル Ⅱ （中度）について

　もの忘れ（記銘力障害と記憶力障害）と，現状判断能力の低下が進んできます。
　前述の**レベル Ⅰ**での現状改善のための『未来（目標〜夢など）』を創り出せない生活は，**レベル Ⅱ**において行動目標が存在しない生活へと移行します。

　しかし知的健康状態の存続のためには，行動目標は必要です。そこで『現在の未来』ではなく，過去に願っていた，そして潜在的にその実現にこだわり続けていた**『過去の未来（目標〜夢などとして，過去に願っていたこと）』**を，『現在』に適用させ，行動目標とするようになります。
　ここにその人の『生活史』が症状として出現します。
　そして，考えることは常にこの目標実現に執着します。そして消失しようとしている**『現在（目標達成のための努力・継続など）』**を，無意識裡に存続させようとします。これは**『自己実現』**や**『存在価値』**

を求めた行為でもあります。

　総合的社会生活能力は客観性を著しく欠くものとなります。

　『**現在**（努力・忍耐・継続など）の消失』と最終的には要約することのできる症状が出現する時期です。

　ところで私たちの生活のなかで，『現在』とはどのようなものなのでしょうか？

　24頁のまとめを参照してください。この表の『現在』に示した行為が消失していくときに，生活から『現在』が消失していくということになります。

　あるいは，『現在』が思考のなかから消失していくと言い換えることもできます。

　以上のような時期を認知症の**中度**の状態と考えることができるでしょう。**中度**の状態は，**レベル** Ⅱ－1（中度前期）と**レベル** Ⅱ－2（中度後期）の2つの時期に分けられます。

レベル Ⅱ－1 （中度前期）

　過去に抱いていた『未来』，それは最近まで忘れられていた『過去の未来』ですが，この『過去の未来』が現在の生活のなかで実現していない場合は，自分では創り出せなくなった『現在の未来』の代わりとして『過去の未来』を行動の目標とする場合があります。

　あるいは今『現在』を『過去』に変質させる場合もあります。

　そのため，

① 　『過去の未来』の実現に障害となる人を，攻撃する。

② 　日々の生活のなかに，過去の良き時代を取り込む。

③ 　過去の時代に戻る。

④ 　過去と現在の区別がつかない。

などの，『生活史』に影響された症状が出現します。

　また必要に迫られたり，窮地に立たされたりすると，感覚器官は『現状』を変形して知覚します。

自分に都合が良いように周囲が見えたり，聞こえたりします。

　過去の喜びや恐れの経験が，形を変えて出現したりもするのです。思考・感情の欲求が知覚を支配するのです。

　現状を改善するための『努力・忍耐』を続けることを自分ではできず，他に訴え，他力本願で目的を達成しようとします。

　『過去の未来』の実現は自分の願いの実現であり，それは『**自己実現**』と言うことができます。
　『過去』の再現は現在の自分の『**存在価値**』の確認の根拠ともなります。
　したがって『**自己実現と存在価値の確認**』と要約できる症状が出現する時期と言うこともできます。

レベル Ⅱ－2（中度後期）

　前述のレベル Ⅱ－1（中度前期）で願った『過去の未来』が実現されていないと，高年者は悲しんだ

り，苦しんだりします。この悲しみ・苦しみが高年者の認知症を進行させます。

　つまり，レベル Ⅱ－2 （中度後期）へ進ませることになります。
　このレベルでは高年者の頭の中では，まだ『願い（過去の未来）』は繰り返されています。しかし，願いの実現化を他に依頼することは，もうありません。訴えることもなくなります。
　高年者の頭の中で，繰り返される『願い』は，『ひとりごと』となり，その実現要求は自分自身へ向けられます。
　高年者は『自己実現と存在価値の確認』のための行動として，この要求に自分で答えようとします。願っていた目標は実現可能な目標へと，無意識のうちに置換されます。
　置換された目標への行動は，繰り返される同一行動となります。「今，何時？」「ごはんまだ？」の質問や手荷物を作ったり解いたりティッシュペーパーなどを集めたりを繰り返します。これらの同一行動は強迫的に繰り返されます。これはこだわりを示す

行為です。過ぎ去った『生活史』のなかの願いごとへのこだわりが形を変えて出現しています。自分が実現することのできる行為に変えられているのです。実現による満足がどんなに小さくても、高年者の知的健康のためには、やはり、置き換えられてはいても、『自己実現』が必要なのです。

　『**こだわりと置き換え**』と要約できる症状が出現する時期です。

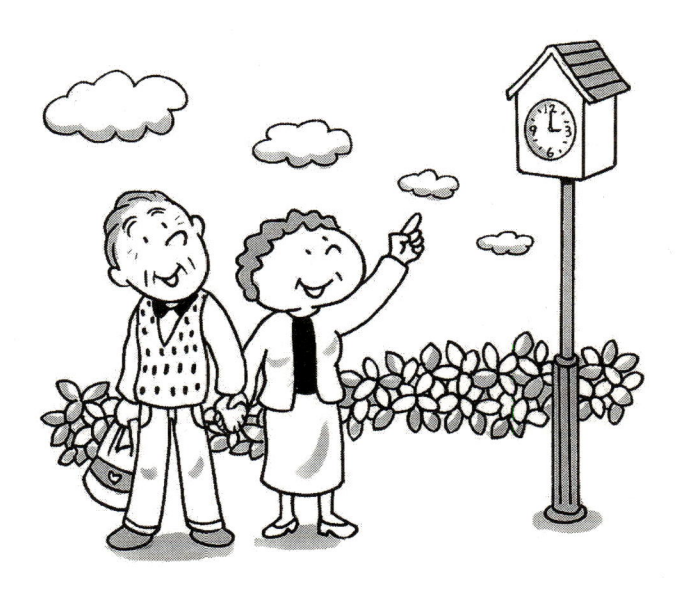

レベルⅢ（重度）について

　レベルⅡまでで，『未来』と『現在』を消失させている高年者は，このレベルⅢにいたり，『過去』（24頁参照）を喪失していきます。つまり，当然覚えていなければならないことまで忘れ，記銘力・記憶力が維持している知識・経験は極めて少ないものとなっていきます。**『過去の消失』**，そして『自己実現』と『存在価値』の放棄と，要約することのできる症状の時期です。

　この時期を認知症の**重度**の状態と考えることができます。**重度**の状態は，**レベルⅢ－1**（重度前期）と**レベルⅢ－2**（重度後期）の2つの時期に分けられます。

レベルⅢ－1（重度前期）

　前述の**レベルⅡ**での『未来（現在の未来と過去の未来）』を喪失し，『自己実現』をあきらめ，『存在価値』を失った高年者は，過去に獲得した知識・経験

（物品の名称，着衣の仕方，帰宅の道順，親戚縁者などについての記憶・礼儀など）を，失っていきます。

『別れ』と『死』の理解が曖昧となり，生きていく気力を失っていきます。全てがどうでもよくなってしまったかのようになります。

『あきらめと生活史による考え方への別れ』と要約できる症状の時期です。

レベル Ⅲ－2 （重度後期）

記憶は更に失われ，配偶者・子供たちについての認識も愛情も失われていきます。『楽しい・美しいなど』もわからなくなります。楽しい・美しい・美味しいなどについての喜びの感情も希薄になっていきます。

『感情との別れ』と要約できる症状の時期です。他者に対して自分の『存在価値』を示すことがほとんどなくなり，精神的に孤独な状態の時期です。

レベル IV（最重度）について

　母国語を忘れ，会話は成立しません。本能的な衝動による行動だけが観察されます。
　不快と怒りの感情のみが『存在価値』の要求として表出されます。
　次第に身体の健康状態は悪化していきます。『**孤独な生命**』と要約できる症状の時期です。
　この時期を認知症の**最重度**の状態と考えることができます。**最重度**の状態は，**レベル IV－1**（最重度前期）と**レベル IV－2**（最重度後期）の2つの時期に分けられます。

レベル IV－1（最重度前期）

　自分の存在のなかに他者はいません。自分の存在をも理解できなくなっています。言語を理解できません。食べられるものか否かの判断ができません。
　『動く・食べる・眠る』の，生命にとって基本的な行動のみが『自己実現』の残された行為となりま

す。

　『**自己との別れ**』と要約できる症状の時期です。

レベル Ⅳ－2 （**最重度後期**）

　からだの衰弱のなかで，ギリギリの生命存続能力が孤立して存在しています。

　『**生命との別れへ**』と要約できる状態の時期です。

　以上で，認知症の症状・状態の経過説明を終わります。

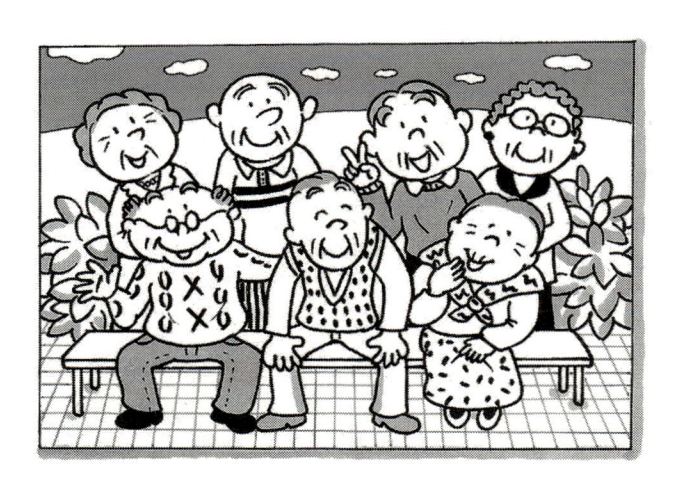

おわりに

「認知症と抑うつ」について

　高年期の抑うつは「認知症の始まり」と考えることもできます。最近は，新しい抗うつ剤による治療報告が後をたちませんが，私たちの薬物使用によるだけの結果についての印象では，認知症の予後に大きな変化をもたらすまでには，いたらないようです。
　一時的な鎮静作用はあっても，原因除去まで，薬剤は作用しないからでしょう。なぜならば，人間の思考のなかでの『未来・現在・過去』の喪失（もの忘れ）を基礎において，アグレッシヴ（怒・攻撃）な感情とデプレッシヴ（抑うつ）な感情は，次の(1)から(4)などの事情により左右され，出現してくるからです。

(1) 知っていること・覚えていることを，忘れたことと日常の生活を円滑に行うことができないことにより，困惑と混乱，イライラとミスの責任を他人への転嫁，自信の喪失・憂うつ・攻撃的であること——主に**レベル** Ⅰ で出現

(2) 知っていること・覚えていることを忘れることへの拒否・不安や恐怖があること——主に**レベル** Ⅰ と Ⅱ で出現

(3) 期待していたこと・願っていたことが実現されないこと。そのために対人不信・孤独感・絶望感が支配的になること——主に**レベル** Ⅲ で出現

(4) 忘れることにより，知人・友人が，自分の思考や感情のなかから消え去り，孤独感・不安感や無力感が強まること——主に**レベル** Ⅲ で出現

などです。
　言い換えれば，怒りや攻撃や憂うつ感情は，相手への期待や願望と等価です。それはまた，失望と絶

望とも等価でしょう。私たちは期待や願望が充足されなくても，健康なら心的防衛機能が働きますが，認知症の場合は，防衛機能の働きが，決して若返ることのない現象への抵抗のため，かえって自己破壊的なものになるようです。そのため認知症の進行をさらに促進してしまうようです。

　つまりアグレッシヴな状態の時期には，攻撃対象との因果関係を考慮した，心理学的な治療対応が重要になる理由がここにあります。

　高年者を認知症とは別なうつ状態に誘導する，促進因子の存在を示す重要なヒントになるでしょう。

清水　学

認知症Ⅰ　症状の心理学

2006年3月30日　初版発行

著　者　清　水　允　煕
　　　　清　水　　　学
発行者　武　馬　久仁裕
印　刷　舟橋印刷株式会社
製　本　協栄製本工業株式会社

発行所　株式会社　黎明書房

〒460-0002 名古屋市中区丸の内3-6-27 EBSビル☎052-962-3045
振替・00880-1-59001 FAX 052-951-9065
〒101-0051 東京連絡所・千代田区神田神保町1-32-2 南部ビル302号
☎03-3268-3470

落丁本・乱丁本はお取替えします。　　　ISBN4-654-01953-7
ⒸN.Shimizu, G.Shimizu 2006, Printed in Japan

清水允煕・清水　学著　　　　　　　　　　　　　Ａ５判　185頁　2400円
認知症Ⅱ　認知症の症例集　高年期認知症の適切な対応
認知症高年者にみられた40種の症例を，個々の生活史をもとに検証し，症状の進行をくいとめ，改善に導くための適切な対応のあり方を詳述。

清水允煕・清水　学著　　　　　　　　　　　　　Ａ５判　99頁　1700円
認知症Ⅲ　心理学的な対応　高年期認知症の会話による治療と予防
薬剤や外科的手法を用いず，生活史を考慮した適切な対応によって，認知症を改善に導く治療法を，認知症高年者への配慮のポイントと合わせて紹介。

Ｅ．ショプラー編著　　田川元康監訳　　　　　　Ａ５判　251頁　3000円
自閉症への親の支援　TEACCH入門
自閉症児・者との生活の中で生じる困難な事態に対処する，親とTEACCHスタッフによる支援法の実際を，分かりやすく紹介する。

Ｅ．ショプラー・Ｇ．Ｂ．メジボブ編著　田川元康・長尾圭造監訳　Ａ５判　542頁　12000円
自閉症の評価　診断とアセスメント
現在，世界の最高水準にある自閉症児・障害児の療育プログラムTEACCHの報告をもとに，自閉症の診断と評価に対する諸問題について，分析・解説。

Ｅ．ショプラー・Ｇ．Ｂ．メジボブ編著　田川元康監訳　Ａ５判　509頁　12000円
自閉症児と家族
「親を，子どもを治療する場合の共同治療者とする」という観点に立つ，自閉症児・障害児の生涯療育プログラムTEACCHの指導法と臨床体験を詳述。

Ｊ．ヘイリー著　　高石　昇訳　　　　　　　　　Ａ５判　242頁　4500円
戦略的心理療法　ミルトン・エリクソン心理療法のエッセンス
精神医学選書①　各派の心理療法を対人関係理論を通して考察し，共通に持つ戦略を明確にし，家族療法にも好指針を与える名著。

Ｌ．カナー著　　十亀史郎・斉藤聡明・岩本　憲訳　Ａ５判　336頁　7500円
幼児自閉症の研究
精神医学選書②　自閉症研究家の先駆者であるカナーの1943年〜1973年の主要論文16編を収録。カナーの全貌を示す貴重な論文集。

表示価格は本体価格です。別途消費税がかかります。

M．S．マーラー他著　髙橋雅士・織田正美・浜畑　紀訳　　Ａ５判　352頁　6200円

乳幼児の心理的誕生　母子共生と個体化

精神医学選書③　乳幼児が母親と別個の個体として心理的に誕生してゆく"分離―個体化"過程を，長期にわたる観察・臨床的研究により克明に追究。

E．クレイマー著　徳田良仁・加藤孝正訳　　Ａ５判　258頁　5500円

心身障害児の絵画療法

精神医学選書⑤　子どもたちのさまざまな障害は，絵画にどのような形で現れるのか。豊富な実例を通して，科学と芸術の両面から解明する。

J．ウォルピ著　内山喜久雄監訳　　Ａ５判　521頁　9800円

神経症の行動療法　新版・行動療法の実際

精神医学選書⑥　抑うつ，心身症，性的逸脱，肥満等についての独自の見解を盛り込みながら，不安，神経症とその周辺について詳しく論究。

ジェラルド　D．オスター他著　加藤孝正監訳　　Ｂ５判　188頁　5000円

描画による診断と治療

描画心理学双書⑧　個人療法，家族治療，グループ治療の中で，描画をさまざまなタイプの診断と治療に役立てる方法を，多数の事例を交え詳述。

山田州宏編著　　Ａ５判　168頁　2300円

看護スタッフのためのSST（生活技能訓練）入門

生き生きと生きていくための技術を身に付ける，ソーシャルスキルトレーニングの考え方・進め方を看護師の体験談・実践を交えながら解説する。

星野政明・増田樹郎編著　　四六判　214頁　1600円

これだけは知っておきたい介護の禁句・介護の名句

介護の現場での，寮母・ヘルパー等による不適切な言葉かけの事例を紹介，考察し，利用者との信頼関係をつくる適切な言葉かけをアドバイス。

今井弘雄著　　Ａ５判　98頁　1500円

車椅子・片麻痺の人でもできるレクリエーションゲーム集

高齢者のレクリエーション⑤　車椅子・片麻痺の人も，グループの仲間に入って楽しめるゲームを，イラストを交えて42種紹介。

表示価格は本体価格です。別途消費税がかかります。

今井弘雄著　　　　　　　　　　　　　　Ａ５判　97頁　1600円
虚弱や軽い障害・軽い認知症の人でもできるレクゲーム集
お年寄りと楽しむゲーム＆レク④　身体をあまり動かさないでちょっと頭を使うレク20種と，軽く身体を動かすリラックスレク21種を収録。

斎藤道雄著　　　　　　　　　　　　　　Ａ５判　93頁　1600円
特養でもできる楽しいアクティビティ32
お年寄りと楽しむゲーム＆レク⑤　特養のお年寄りが身体を動かせる簡単レク・ゲーム32種を紹介。生活のリズムを作り，残存機能の保持に役立つ。

今井弘雄著　　　　　　　　　　　　　　Ａ５判　102頁　1600円
介護予防と転倒予防のための楽しいレクゲーム45
お年寄りが笑顔で楽しむゲーム＆遊び①　高齢者の体力・筋力の維持・向上，機能回復を図る楽しいレクゲームを，3部に分けて，45種紹介。

田中和代著　　　　　　　　　　　　　　Ｂ５判　95頁　2000円
誰でもできる回想法の実践　痴呆の人のQOL（クオリティ・オブ・ライフ）を高めるために
家庭や高齢者施設で，専門的知識がなくても手軽にはじめられる，痴呆のお年寄り向けの回想法の手順を，分かりやすく解説。

田中和代著　　　　　　　　　　　　　　Ｂ５判　79頁　2600円
痴呆のお年寄りの音楽療法・回想法・レク・体操
ＣＤ付：車イスの人も一緒にできる体操　付属のＣＤを使った楽しい音楽の流れる体操他，さまざまなレクの方法を，図と写真を交えて紹介。

伊藤嘉子編著　　　　　　　　　　　　　Ｂ５判　64頁　1700円
思い出の歌を手話でうたおう　心にのこる四季の歌
「夕やけ　こやけ」等，昔懐かしい歌を，手話でうたってみませんか。音楽療法の効果が期待でき，手・指のリハビリやコミュニケーションにも役立つ一冊。

芸術教育研究所監修　松田　均著　　　　Ｂ５判　84頁　2000円
高齢者のためのおもちゃで楽楽作業療法　アクティビティ・トイの適応と選定
AptyCare 福祉現場シリーズ①　手・指・足の運動，認知・回想，癒しなど，効果別に選定されたアクティビティ・トイ22種の遊び方や効果，実践報告等。

表示価格は本体価格です。別途消費税がかかります。